BOM DIA PARA VOCÊ
com um sorriso

CIP-BRASIL. CATALOGAÇÃO NA PUBLICAÇÃO
SINDICATO NACIONAL DOS EDITORES DE LIVROS, RJ

K25b

Kanter, Flavio José
    Bom dia para você : com um sorriso / Flavio José Kanter. – 2. ed. – Porto Alegre [RS] : AGE, 2022.
    122 p. ; 14x21 cm.

    ISBN 978-65-5863-009-8
    ISBN E-BOOK 978-65-5863-010-4

    1. Medicina – Miscelânea. 2. Medicina – Estudo e ensino – Brasil. 3. Medicina – Prática. I. Título.

20-67538   CDD: 610
                 CDU: 61(089.3)

Camila Donis Hartmann – Bibliotecária – CRB-7/6472

Flavio José Kanter

BOM DIA PARA VOCÊ
com um sorriso

2.ª edição
1.ª reimpressão

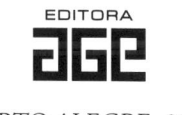

PORTO ALEGRE, 2022

© Flavio José Kanter, 2020

Capa:
Nathalia Real

Diagramação:
Nathalia Real

Supervisão editorial:
Paulo Flávio Ledur

Editoração eletrônica:
Ledur Serviços Editoriais Ltda.

Reservados todos os direitos de publicação à
LEDUR SERVIÇOS EDITORIAIS LTDA.
editoraage@editoraage.com.br
Rua Valparaíso, 285 – Bairro Jardim Botânico
90690-300 – Porto Alegre, RS, Brasil
Fone: (51) 3223-9385 | Whats: (51) 99151-0311
vendas@editoraage.com.br
www.editoraage.com.br

Impresso no Brasil / Printed in Brazil

Prefácio à 2.ª edição
O TERAPÊUTICO EFEITO DE UMA SAUDAÇÃO CORDIAL

Fernando Neubarth
Médico e escritor

Bom dia para você, com um sorriso é mais do que um título de um belo conjunto de prescrições do Dr. Flavio José Kanter. Contempla com muita propriedade um diagnóstico quase emblemático de uma reflexão necessária e de um padrão a ser seguido. Não por acaso, utilizo-o para iniciar esta apresentação.

Estamos vivendo um momento muito peculiar na história da humanidade. Se Gutemberg imprimiu ao século XV a grande virada histórica, democratizando a informação e modificando radicalmente o mundo, a era Zuckerberg demarca novos paradigmas e gera as maiores mudanças desde então, pela velocidade que a informação, não necessariamente verdadeira e muito frequentemente mal-intencionada, é disseminada pelas múltiplas plataformas virtuais.

Nesse ambiente, a um tempo de maravilhas e inquietações, agravado pelo impacto vertiginoso de uma pandemia global, é ainda mais importante a capacidade de análise e tradução, de discernimento e sensatez; também na ciência, a quantidade de novas informações, muitas contraditórias e tantas outras falsas, exige do médico, além de todos os predicados, algo que poderíamos comparar a uma rara habilidade de quem se dispõe a um intrincado jogo de varetas ou daquele que busca eli minar agulhas envenenadas de um palheiro. A possibilidade de desconstrução ou de um ferimento é real. Não é só separar joio de trigo, é uma questão bioética. Retomando a pandemia, as discussões fora do âmbito da ciência que vivenciamos neste período de incertezas e subversões em relação a tratamentos é um duro exemplo dessa afirmação.

O papel do médico não é apenas o de dar respostas para a angústia de alguém que procura soluções, rumos ou, no mínimo, acolhimento e conforto. O verdadeiro médico reconhece a sua condição, tão humana quanto a de seu paciente, e sabe ser empático a ponto de compreender e compartilhar suas interrogações, construindo em parceria as decisões a serem tomadas e o cuidado mais propenso a efetivos resultados. Esse pacto de relação se multiplica nos textos deste livro. Faz lembrar uma pequena grande história contada pelo orientalista franco-argelino Louis Machuel (1848-1908): "Um médico vai ver um doente e lhe diz: – Estamos aqui três presentes: você, eu e a doença. Se você quiser me ajudar e aceitar minhas indicações, seremos dois contra a doença, que ficará sozinha e poderá ser vencida por nós."

Dentre tantos questionamentos e ponderações, o que talvez mais resulte ao final da leitura é a certeza da identificação do autor com conceitos como o de William Osler (1849-1919), que afirmava: "O bom médico trata a doença, o grande médico trata o paciente que tem uma doença", e de Bernard Lown (1921-2021), outro ícone entre os pensadores médicos de quem o Dr. Kanter também é assumido e convicto fã: "O médico deve confiar na arte da compreensão humana para ampliar a visão que a ciência lhe outorga".

Ilustrando a importância das boas influências, compartilho um testemunho valioso. Há alguns anos estive no lançamento de um outro amigo médico e escritor que fazia sua estreia com a publicação de um ótimo livro. Em frente à livraria, duas senhorinhas estavam sentadas conversando animadamente. Uma delas eu conhecia e também era minha paciente, fui cumprimentá-la e ela apresentou-me a amiga: – Essa é a mãe do autor.

Elogiei-a. Afinal, certamente, como progenitora, além do orgulho, muito do feito do filho certamente se devia a ela. Como qualquer mãe, mas agravado pelo fato de ser uma "iídiche mame", abriu-se num sorriso satisfeito.

Minha paciente não se conteve, pegou-me pelo braço e esclareceu o que precisava ser esclarecido: – Ela é a mãe, mas fui eu que o alfabetizei, fui a professora dele.

Agora é o filho da professora Sara Starosta Kanter que, com *Bom dia para você, com um sorriso*, reúne numa antologia textos que vem publicando periodicamente há vários anos. A seleção feita pelo jornalista Clóvis Malta demonstra toda a experiência do Dr. Flavio José Kanter em reflexões, conselhos, lições, receitas (com letra de médico, mas inteligível), bem dosadas de bom-senso e relevância.

A arte de curar encontra-se no equilíbrio de um território amplo entre o xamanismo e o rigor científico. Bons médicos peregrinam por essa imensidão. Não são fruto de divindades infalíveis, mas de uma humanidade esforçada em dar o melhor de si.

Nesta época de desafios e aprendizados com novos desconhecimentos, quando o obscurantismo parece ser a opção oficial, é alentador receber "bom-dia, com um sorriso". Para orgulho de D. Sara, da família, dos amigos, colegas, pacientes e leitores, parabéns Kanter! E muito obrigado!

Porto Alegre, outono de 2021

Prefácio à 1.ª edição
OBRIGADO DIZEMOS NÓS

Clóvis Malta
Jornalista

Todos nós, incluindo os médicos, nos vemos na condição de paciente em alguns momentos. E, quando algo nos aflige, queremos o nosso médico no papel de "doutor", quase o de um pajé com poderes de cura, que nos passe segurança, nos olhe nos olhos, nos ausculte e escute, sinta e pressinta os temores de nosso corpo e de nossa mente. É disso o que o Dr. Flavio José Kanter trata em *Bom dia para você, com um sorriso*.

Foi pelos textos que aprendi a respeitar e a admirar esse profissional com mais de meio século na lida com seres humanos às voltas com questões que são de ordem física, mas também existencial. Entre essas, estão as suscitadas pelo próprio cardiologista, como: Quanto tempo você quer viver? Faça o que eu digo, ou o que eu faço?

Há também as levadas até o autor, que busca respondê-las no contato direto e em seu livro. Afinal, comer o quê? Pode-se ingerir gordura, expor-se ao sol? Dá para pular o *check-up* anual? Velhice é doença? Velhos podem trabalhar? Em alguns casos, as respostas são generosas com os teimosos. O autor diz que sim, é permitido permitir, e justifica: "Quando se lida com gente, é preciso ter a capacidade de colocar-se em seu lugar e usar os argumentos que combinam com sua maneira de ser". E reitera a necessidade de se desligar o computador, ouvir o paciente, romper com dogmas.

Como não entender quem precisa de uma consulta "para hoje", não para depois? Como não se sensibilizar com quem luta por um *encaixe*, uma brecha na agenda, e se dispõe a ficar de plantão na sala de espera, não importa por quanto tempo? O que dizer a quem se cuida nos exercícios e na dieta para se sair melhor nos exames – esses que, com o tempo, vão se tornando um fardo para carregar? Exames que, na visão do clínico, são apenas um dado a mais, pois "exercer medicina exige o entendimento da sutileza de cada caso".

O médico, defende Flavio José Kanter, precisa enxergar a pessoa como um todo, em seus aspectos físicos, emocionais, sociais. O recado vale tanto para pacientes quanto para colegas, principalmente os mais jovens, que têm muito a se inspirar em sua sabedoria. A medicina de precisão não pode abrir mão desse jeito de ser, alerta quem tomou gosto por escrever, em grande parte, pelo hábito da leitura herdado da família: "Ser médico não nos faz ser bons pacientes. Mas ser pacientes nos torna melhores médicos". E mais: "Tratar os outros como semelhantes que somos, inspirar atitude amistosa, faz bem para a saúde de todos".

O autor registra no livro que responde sempre com um "obrigado digo eu" quando seus pacientes demonstram gratidão. Como leitores, só nos resta exclamar um obrigado dizemos nós, Dr. Kanter.

SUMÁRIO

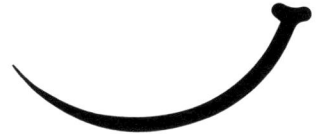

Introdução 15

PARTE I 17

Bom dia 17
Por que escrevo? 19
Sem medo de ser você mesmo 21

PARTE II 23

Faça o que eu digo, ou o que eu faço? 23
Você escreve seu nome na agenda? 25
Afinal, comer o quê? 27
Pode-se comer gordura, expor-se ao sol? 29
Os corações dos franceses 31
Quem é o responsável por sua saúde? 33

PARTE III 35

É permitido permitir 35
No tempo certo 37
Do jeito de quem? 39
Afinal, quem sabe o que é melhor? 41
Pular o seu *check-up* anual? 43
Desobedecer para sobreviver 45

PARTE IV 47
Quanto tempo você quer viver?...................... 47
Velhice é doença?... 49
Quem cuida do cuidador?............................... 51
Velhos órfãos 53
Velhos podem trabalhar? 55
Trabalho não faz mal à saúde.......................... 57
Sempre aos domingos 59
Renovar energias... 61
Bom mesmo é estar vivo 63

PARTE V 65
Desligue o computador e ouça o paciente 65
Você não me conhece 67
"Preciso de atendimento hoje"........................ 69
Encaixe nas consultas 71
Que médico você quer ter?.............................. 73
Para inglês ver... 75
Por que a gente vai consultar com um médico? 77
Com quem você quer consultar? 79
"Vamos conversar, doutor?" 81
Comunicando-se com o seu médico 83
Minha mãe e os exames.................................. 85
E precisa tantos exames? 87

PARTE VI **89**

Medicina da mente e do corpo 89
Eliminar barreiras 91
Sentir dor pode? 93
Uma ferrari para todos? 95
Médico assistente ou espectador? 99
Incerteza em medicina 101
Medicina do futuro 103
Medicina de precisão 105
O hospital é que sabe? 109
Saúde sem diagnóstico? 111
Disponibilidade faz bem à saúde 113
Quem quer trocar de médico? 115
Grossura *oblige* 117
Quando os médicos são os pacientes 119

PARTE VII **121**

Obrigado, digo eu 121

INTRODUÇÃO

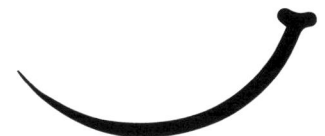

Quando me aproximava dos quarenta anos de graduação em Medicina, senti que poderia compartilhar experiência e reflexões sobre o trabalho médico, o ensino da medicina, administrar saúde. Comecei a escrever e integrar tudo isso. Artigos foram publicados na *Zero Hora*, no *blog* da Federação Israelita do Rio Grande do Sul, em alguns outros espaços. Quando completei cinquenta anos de formado havia publicado mais de cem textos, suficientes para reunir num livro.

Esta coletânea tem origem em dois movimentos que se somam: o interno, eu querendo publicar um conjunto desses artigos, e o externo, de familiares, amigos, colegas, pacientes, que há tempos perguntam quando vou publicar o livro.

Em 2020, veio a pandemia e seu impacto. Para reduzir riscos, deixei de ir a hospital. Restringi o trabalho ao consultório. No início senti frustração, pela primeira vez em cinquenta anos de profissão me via com tempo livre. Lembrei os ensinamentos de Victor Frankl, que identificou em campos de concentração que os que sobreviviam mais eram os que encontravam sentido para suas vidas. Ele mesmo escreveu mentalmente livros e conferências enquanto prisioneiro. Trabalhar neste livro poderia dar sentido à minha vida neste período imprevisto, lidando com o desconhecido, incertezas, frustrações, controvérsias, acontecimentos jamais imaginados. Eu, em idade de risco, fui rigoroso para me proteger do Covid 19.

Trabalhei com muito gosto, reunindo mais de cem textos.

O novo desafio era escolher quais seriam publicados, agrupar por assuntos, ordená-los. O jornalista Clóvis Malta, desinteressadamente, se dispôs a essa tarefa. Fez um trabalho exemplar: leu, agrupou, sugeriu quais publicar e em que sequência.

Os textos contemplam o relacionamento empático entre pessoas, com clientes e colegas. Há ideias sobre atitude frente à doença, o envelhecer, a morte, a tecnologia como instrumento coadjuvante, mas não substituta da relação entre as pessoas e seus médicos, de olho no olho. Finaliza com o agradecimento ao que o exercício da medicina tem me proporcionado nestas cinco décadas. Este livro é mais uma dádiva que a medicina me proporcionou.

Quem ler pode seguir pela ordem; os textos são curtos, cada um tem início e fim. Quem quiser pode ler os de seu interesse sem seguir nenhuma ordem, indo e voltando aleatoriamente.

Ao Clóvis Malta, agradeço e com ele compartilho a satisfação do livro publicado.

Muitos artigos, quando os escrevia, foram analisados e receberam críticas e sugestões da Vera, do Emmanuel e do Marcelo, minha mulher e filhos. Sempre me estimulam a escrever e publicar. Meu irmão Nelson, desde os tempos de vestibular, me fez descobrir que eu podia escrever. Ele e nossa irmã Suzana, atentos, contribuíram em busca de clareza na exposição das ideias. Todos vibraram com os resultados. Sei que a resultante, o livro, é a melhor maneira de agradecer-lhes. Eles têm parte na autoria desta coletânea.

Dedico à memória dos meus pais, Jacob e Sara, este final feliz: o livro. A eles devo o hábito e a paixão pela leitura. Tinham em casa uma generosa biblioteca. O hábito de comentar durante as refeições o que estavam lendo modelava, despertava o desejo de ler, típico do povo judeu, o povo do livro.

Espero que você goste de ler como eu gostei de preparar esta coleção de artigos.

Com um sorriso.

Flavio José Kanter

PARTE I

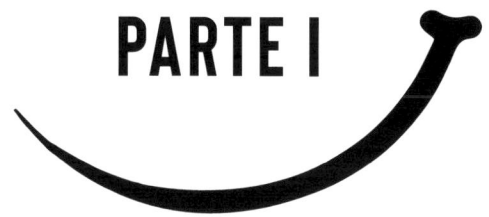

BOM DIA

Houve uma época em que eu passava muitos fins de semana em Gramado e Canela. Fazia caminhadas matinais. No início fui surpreendido por muitos moradores que cumprimentavam a todos com um amistoso e sonoro **bom dia**. Dos turistas, não ouvia cumprimento, só algumas brincadeiras nos dias frios, por vestir apenas calção e camiseta.

Ser cumprimentado por estranhos me fazia sentir bem; passei a retribuir e antecipar a saudação. Faço isso nas caminhadas em Porto Alegre e recebo diferentes respostas, até mesmo silêncio... Uns mal respondem, os com fones no ouvido não tomam conhecimento, porque não ouvem ou porque já usam os fones para se ausentar do que os cerca... Dia desses recebi resposta tão cálida de uma senhora que varria a calçada, que me senti abraçado por ela, algo no jeito de responder. No hospital em que atendo pacientes há mais de quarenta anos, também passei a desejar bom dia aos que lá trabalham, conhecidos ou não. As reações também variam. Há os que parecem sentir-se invisíveis e respondem surpresos, outros reagem com naturalidade, uns poucos fingem que não é com eles...

Por que abordar isso aqui? Porque faz diferença, reflete na saúde. Quando você sai de casa e é cumprimentado, ou alguém cede espaço para entrar na próxima rua, se condiciona a fazer o mesmo, o efeito se multiplica. É o contrário quando fingem que o outro não existe, ou que é um inimigo disputando espaço.

Li a história da população de origem italiana de uma pequena cidade americana que vivia muito isolada. Mantiveram hábitos das suas origens, amistosos em sua comunidade, sem ambições maiores, prontos para longas conversas e convivência. O perfil de saúde e doenças deles era comparável ao das pessoas com 10 anos de idade a menos do que eles, em populações equivalentes. Só encontraram o estilo de vida amistoso e tranquilo para explicar essa vantagem.

Tratar os outros como semelhantes que somos, inspirar atitude amistosa, faz bem para a saúde de todos. É fácil para quem pode... Não se perde nada. Asseguro que se ganha muito. Bom dia para você, com um sorriso.

Publicado em *Zero Hora* em 09/05/2015.

POR QUE ESCREVO?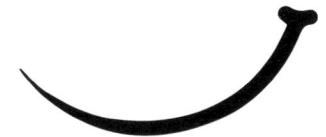

Sem mais nem menos, de repente surgiu-me essa pergunta. Afinal, sou médico e isso me ocupa muito tempo, e eu gosto. Mas também gosto de escrever. Fui voltando para trás e me ocorreram algumas razões.

Sempre fui leitor ávido; nas férias chegava a ler um livro por dia. Minha mãe era professora, e ler era rotina em nossa casa. Meu pai, comerciante, lia sempre; lembro que na minha infância o via sentado numa poltrona confortável lendo até altas horas, pelo menos pareciam altas... Ele gostava de nos contar à mesa das refeições o que estava lendo, e isso era estimulante. Pertencemos ao povo do livro, os judeus: não surpreende essa intimidade com a leitura. Se ler é bom motivo para explicar por que alguém quer escrever, não é suficiente. Não se escreve só por ler...

Eu odiava escrever redações na escola. Minhas férias sofriam uma leve sombra quando lembrava que na volta às aulas teria que escrever a redação "Minhas Férias"... E sempre tinha... Entrementes, na adolescência, escrevi em *O Julinho*, jornal do Grêmio Estudantil Júlio de Castilhos, e no *Circulista*, do Círculo Social Israelita. Quando chegou a época do preparo para fazer vestibular, redação era indispensável. Eu e alguns colegas fizemos um grupo para ter aulas particulares com o Professor Airton Vargas, mas ele foi indicado diretor do colégio e não quis mais nos dar as aulas; alegou conflito de interesse (bons tempos!). Meu irmão Nelson, já no quarto ano de Medicina, disse: "Eu vou trabalhar redação contigo. Vou te dar um título por dia, tu escreves e à noite eu leio e te corrijo." No primeiro dia ele e eu cumprimos o trato. No segundo, ele escolheu o título mas não leu, disse que eu mesmo relesse

e corrigisse. No terceiro, disse para eu mesmo escolher um assunto entre as manchetes do jornal do dia, escrever e me corrigir, ele os leria às vezes... Foi assim que eu tirei 8,8 na redação do vestibular da Medicina da UFRGS.
Estava vencida a resistência. Agora, por que me pus a escrever nos últimos anos? Meu guru Aloysio Achuti disse uma vez que nós, como galinhas, quando temos uma ideia – como as galinhas quando botam um ovo – temos que cacarejar, anunciar ao mundo. Escrever artigos é um pouco disso. Também descobri que gosto de contar histórias. Delas extraio algum aprendizado, reflexão, pretendo estimular leitores a fazer as deles, concordem ou não. O prazer está em expor um fato, uma ideia, uma informação, e provocar em cada um suas próprias ideias e sentimentos a respeito do que eu escrevi. Encontrar pessoas que me leram e ouvir delas o que têm a dizer sobre meus textos se tornou um prazer e estímulo. Redes sociais proporcionam mais interação e me permitem saber o que os que leram pensaram ou acharam. Quanto mais tenho escrito, mais fácil tem se tornado. Adquiri mais fluidez, preciso menos tempo, os assuntos surgem sem parar.
E sigo escrevendo...

Publicado em 22/04/2016 no *blog* da Federação Israelita do Rio Grande do Sul (FIRS).

SEM MEDO DE SER VOCÊ MESMO

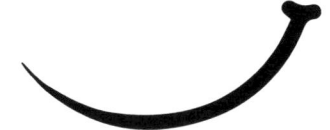

Ainda estudante, ouvi de Jamil Abuchaim, psicanalista radicado em Buenos Aires: "Trabalho não cansa, conflito cansa. Recupera-se de uma jornada longa ou pesada com algumas horas de repouso. Fadiga persistente é outra coisa. Quem não gosta do que faz cansa antes de iniciar".

No trabalho clínico, vejo que o conflito desgasta, torna pessoas vulneráveis a doenças. Ele se espalha nos relacionamentos, na família, no trabalho, na escola, no lazer, em tudo! Mas que conflito é esse? Com frequência encontramos alguém querendo ser o que não é, tentando não ser quem é. Não é raro nem sabermos quem somos, o que queremos!

A Bíblia conta que Jacob engana o pai cego dizendo ser Esaú, seu irmão mais velho, para receber a bênção que o pai reserva ao primogênito. Vive 22 anos com a bênção que não lhe pertence. Ameaçado de ser morto por Esaú, angustiado por manter uma bênção que não é sua, devolve-a. Em sonho, luta contra um desconhecido e vence (o que ele quis ser e não era?), muda de nome, aceita-se. Pena que Freud só surgiu e fez suas descobertas muito mais tarde. Suas técnicas ajudariam Jacob a aceitar quem era e a primogenitura do irmão, com menos dor e risco.

Se já vemos esse sofrimento desde os tempos bíblicos, também hoje, na modernidade, instituições podem passar por conflitos de identidade. Isso não ocorre só com pessoas.

O livro *Lições de Gestão da Clínica Mayo* revela o que fez uma empresa de saúde manter-se viva e qualificada. A Mayo tem mais de cem anos. É a marca mais forte em assistência nos Estados Unidos. Sempre combinou fidelidade às raízes com busca de qualidade. Jamais abandonou os princípios dos fundadores. Para manter sua máxima, "as necessidades dos pacientes em primeiro lugar", procura entender as mudanças no cenário da saúde e dos negócios e incorpora o que há de melhor. Um dos primeiros saltos de qualidade foi a queda na mortalidade cirúrgica, quando adotou a lavagem das mãos entre um procedimento e outro. Houve fase em que buscou consultorias da Boeing e da Toyota para aprimorar processos no atendimento. Não quis se transformar em Boeing ou Toyota. Buscou soluções para ser uma Mayo melhor. Pessoas se beneficiam de saber o que são e preservar a identidade. Psicoterapia pode ajudar a se conhecer e aceitar, integrar-se, resolver conflitos. A fórmula da sabedoria, de Sidarta, também pode: meditar, jejuar, esperar. Isso não significa acomodar-se. É natural mudar para melhor, adaptar-se a novas realidades. Não querer ser quem se é faz mal à saúde. Ser fiel às próprias raízes proporciona vida melhor, mais longa e harmoniosa.

Publicado em 23/11/2013 em *Zero Hora*.

PARTE II

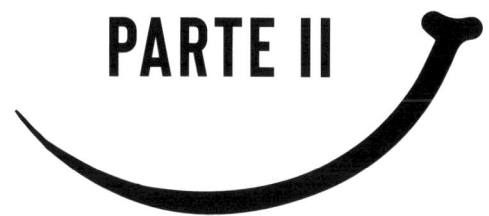

FAÇA O QUE EU DIGO, OU O QUE EU FAÇO?

Fui magro nas primeiras quatro décadas de vida. Engordei progressivamente depois que deixei de fumar. Mesmo mantendo atividade física regular, fui acrescentando mais alguns quilos ao peso. Muito dessa massa se acumulava no abdômen, e já não podia me ver no espelho sem perceber uma reprimenda em meus próprios olhos. Queria emagrecer. Não me dispunha ao sacrifício necessário.

Sendo cardiologista e internista, converso com os pacientes sobre dieta, excesso de peso, alimentação saudável, exercício físico, hábitos de vida, fumo e álcool. Muitos falavam sobre meu excesso de peso. Imagino que muitos outros pensavam mas não abordavam o assunto. Aos que falavam a resposta era: "Eu não sou exemplo de nada para ninguém. Meu trabalho é entender cada pessoa e dizer-lhe o que parece melhor para cada um à luz de meus conhecimentos técnicos e científicos." Quando comentava esses episódios, meus filhos sorriam compassivamente e diziam que não é bem assim.

Nas últimas férias, caminhei, como de hábito, muitas horas por dia, e lá pelas tantas sentia dores nas costas. Entendi que a causa estava, pelo menos em parte, no excesso de peso. Decidi que era hora de mudar.

Cheguei de volta numa noite e na manhã seguinte comecei uma dieta rigorosa dentro de critérios adequados ao meu perfil. Perdi nove quilos. Voltei a usar roupas que já não usava. Posso me ver no espelho; ainda resta uma barriga, porém menor que antes A recompensa de voltar a uma melhor forma me fez tolerar com facilidade algumas vicissitudes. Depois de cinco meses, já diminuí algumas restrições e o peso se mantém estável.

Mais pessoas no consultório agora mencionam o fato de eu haver emagrecido, perguntam se fiz dieta, como e o que faço. Há muito mais manifestações espontâneas sobre a necessidade e determinação de perder peso também.

A impressão é de que minha postura e redução de peso motivam mais meus clientes do que o discurso anterior... Não estamos na profissão apenas para dispensar nossos melhores conhecimentos, mas nosso exemplo é um instrumento terapêutico poderoso. Já se sabe disso em educação: o modelo fala mais que palavras.

Um colega conta que ouviu de uma paciente, depois de mais um longo discurso sobre a importância de perder peso e modificar hábitos: "Mas, doutor, o senhor também não está nenhuma maravilha!" Médicos são observados, quando não fiscalizados, o tempo todo. São humanos e têm imperfeições como todos. Mas dar bons exemplos pode ajudar muito.

Publicado em 14/08/2012 em *Zero Hora*.

VOCÊ ESCREVE SEU NOME NA AGENDA?

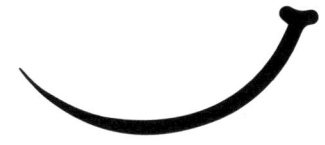

Tenho o privilégio de ser médico há algumas décadas. Pessoas consultam para tratar doenças, entender melhor algo que estão percebendo. Buscam diagnóstico, tratamento, alívio. Cada vez mais encontro gente interessada em identificar alterações que podem gerar problemas no futuro – os fatores de risco. São poucas as vezes em que não identifico sugestões para uma vida com mais qualidade e duração mais longa. Há inúmeras mudanças em hábitos nas nossas vidas que comprovadamente poderão levar a mais e melhores anos de vida. Há conhecimento científico comprovado disponível, Como é a adesão quando estas mudanças são propostas? Sabe-se que mudar hábitos é difícil. Às vezes, um susto ou medo de que algo ruim aconteça é o que motiva. Passar-se por um episódio de doença, ou em familiar ou amigo próximo, pode motivar mudanças.

Há na literatura médica farta comprovação da dificuldade que é manter o uso regular de medicamentos nas doenças crônicas como hipertensão arterial. As pessoas cansam, sentem efeitos colaterais, esquecem, e o resultado é a queda nos índices de adesão.

E as recomendações de mudança de hábitos? Quando um sedentário é identificado, sugere-se que escolha algum tipo de atividade física que goste (ou desgoste menos...) e comece gradualmente a exercitar-se. Depois de quatro a oito semanas, começa-se a perceber sensação de bem-estar, disposição, melhora na qualidade do sono. Mas a transição da inatividade para o hábito do exercício exige esforço e determinação iniciais que nem sempre se encontram. O bem-estar e até o vício pelo exercício só vem depois. Inúmeros são os argumentos que expressam essa resistência: **não tenho tempo, viajo muito, não há academia próximo**... E 30 minutos de simples caminhada já seriam suficientes para a transformação, diários ou na frequência possível! Qualquer coisa é melhor que nenhuma coisa.

Foi assim que recolhi numa palestra de Nuno Cobra a sugestão que utilizo muito: escreva seu nome em sua agenda. Reserve um tempo para si próprio e sua atividade física. Você merece uma hora de alguns dos seus dias para plantar saúde em seu corpo.

É claro que não é tão simples e que o motivo **falta de tempo** em geral é uma forma de resistir. Mas, em uma conversa franca, pode-se chegar à parceria com quem afinal nos procura buscando mais e melhores anos de vida.

Isso vale como parte das sugestões que se fazem aos que têm benefícios nas mudanças – hábito de fumar, álcool e drogas, excesso de peso corporal, mau hábito alimentar, postura física, segurança no trânsito, melhora nas relações interpessoais no trabalho e na família, tensões emocionais excessivas, falta de lazer. Esses são alguns pontos que temos que entender e ajudar quem nos procura para que compreenda e encontre maneiras de mudar para melhor.

Vale o esforço.

Publicado em 03/04/2010 em *Zero Hora*.

AFINAL, COMER O QUÊ?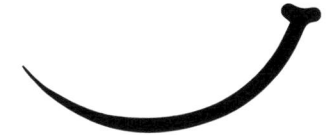

Você pode ver. Está no YouTube. Dia 12 de fevereiro de 2017, o Dr. Salim Yusuf apresentou em Davos resultados da pesquisa epidemiológica que coordena há mais de 10 anos, 150.000 pessoas em 17 países. Ele é Presidente da Federação Mundial de Cardiologia e trabalha na Universidade Mc Master, Canadá. O tema é nutrição e doença cardiovascular. Evidências contrariam *verdades* que nunca foram comprovadas.

Primeiro os carbo-hidratos: aumentam risco de doença cardiovascular; ingesta grande, maior risco. A quantidade que a Organização Mundial da Saúde recomenda é prejudicial.

Gordura de origem animal é protetora ou neutra. Gordura de laticínios protege. Há zero evidência de queda no risco vascular ao reduzi-las. Carne vermelha e sua gordura são neutras. Carne de ave é neutra, a de peixe protege. Ovos já foram reabilitados, são neutros. Óleo vegetal, só há vantagem no de canola e oliva.

Frutas? De uma ao mês a 4 ou 5 por dia, quanto mais, menor o risco. Vegetais de todas as espécies e formas de preparo são neutros ou protetores. Dr. Yusuf analisa a dieta em diferentes países. O gasto com alimentação variou de 10 a 70% do orçamento familiar. Pode-se buscar rigor onde alimentação tem baixo impacto financeiro. Onde é alto, comem o possível.

Sal é um nutriente indispensável. Hipertensos são sensíveis ao sódio e devem ingeri-lo com moderação. Recomendar dieta com muito pouco ou nenhum sal para todos não tem fundamento. Moderação é o que faz bem. Sódio baixo aumenta mortalidade por infecção; alto, por doença cardiovascular. O maior depósito de sódio no corpo está no tecido celular subcutâneo. O sódio é a primeira linha de defesa contra agressões.

Não podemos ignorar novos paradigmas, já não são paradoxos. Como disse o Dr. Yusuf, comam ovos à vontade. Se quiserem comer hambúrguer, vão em frente, mas joguem o pão fora; comam a carne! Dos neutros, comam o que gostarem. Afinal, temos que comer alguma coisa...

Publicado em 09/05/2017 no *blog* da FIRS.

PODE-SE COMER GORDURA, EXPOR-SE AO SOL?

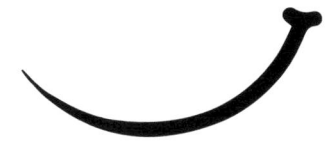

Paradoxo é o que contraria a verdade estabelecida. Paradigma é a verdade estabelecida. Paradoxos se transformam em paradigmas. Não é fácil de aceitar. Passamos a vida convictos de algo, e surge outra verdade. No início acredita-se que é paradoxo. Depois descobrimos que é o novo paradigma. Imagine quando havia certeza de que a terra é plana ou que o sol girava em torno da terra. Surgiram teorias provando o contrário. As convicções não mudaram de repente.

Em saúde temos diversos paradoxos. Um é o francês. Fala-se muito nele. Será que contém elementos de um novo paradigma? Os franceses comem gorduras saturadas, laticínios integrais, e apresentam índice de mortalidade cardiovascular muito inferior ao de americanos, canadenses, ingleses. É raro ver um francês obeso. Certo que não é por fumarem. Caminham mais? Vivem menos tensos? É o resveratrol do vinho que bebem que os protege? O malbec argentino contém mais resveratrol e os argentinos não igualam seus índices. Há estudos mostrando que o consumo de gorduras saturadas, dentro de certas proporções, protege a parede das artérias. Por décadas consideramos que era o contrário. Dizia-se que óleo vegetal e margarina são mais saudáveis. Pesquisas mostram que não. Ovos já foram reabilitados. Manteiga, *bacon* e banha estão em alta. Carbo-hidrato é hoje reconhecido como o vilão.

Talvez nos últimos 50 anos comeram-se menos gorduras saturadas e mais carbo-hidratos do que seria bom. A gordura provoca saciedade, come-se menos, e não engorda. O açúcar e o amido geram produção de insulina, que faz cair a glicose no sangue e produz fome. Está gerado o círculo vicioso.

Foi isso que levou a epidemia de obesidade, síndrome metabólica, doenças vasculares.

Outro paradoxo seria exposição ao sol, que se tornou proibida. Usar filtro solar é obrigação. Por isso muita gente tem a vitamina D baixa. Cresce a osteoporose. Estudo mostrou que pessoas com alta exposição ao sol morrem mais de câncer, e não só de pele. Sabe por quê? Exposição ao sol pode ter diminuído as mortes por doença cardiovascular. Vivendo mais, haveria tempo de surgir câncer. Você aceitaria maior risco de ter câncer, por viver mais devido a menor incidência de doença cardiovascular?

Há estudos provando tudo. Muitos não resistem a análises e resultados de outros estudos. No futuro alguns paradoxos vão conter novos paradigmas. Muda sempre. Como teria dito Galileo, "e pur si muove".

Publicado em 05/08/2016 no *blog* da FIRS.

OS CORAÇÕES DOS FRANCESES

Escrevi **Os segredos dos franceses**, publicado na *Zero Hora* de 14 de março de 2001. Falava no paradoxo francês. A França apresenta menor mortalidade por doenças cardiovasculares. Usam na dieta manteiga, queijo, nata, ovo, fritura, óleo de oliva, *fois gras*, bebem vinho. Também se movimentam mais e vivem numa sociedade menos competitiva, preocupam-se menos com o futuro. Já o nosso modelo alimentar recomenda menos gorduras saturadas e mais carbo-hidratos, e com isso não reduzimos as doenças arteriais. Temos que admitir: os modelos vigentes entre nós para dietas e medicamentos precisam ser revisados à luz do exemplo dos franceses. Não é só vinho o responsável pelos bons índices que eles ostentam. Chamamos de paradoxo porque eles conseguem o que nós não conseguimos adotando recomendações opostas.

A Dra. Rita Redberg é editora do *JAMA*, o periódico científico da Associação Médica Americana, e chefia o Serviço de Doenças Cardiovasculares em Mulheres, na Universidade da Califórnia, em San Francisco. Ela assinala as inconveniências do uso crescente das estatinas (drogas para baixar o colesterol). Critica os novos critérios, que incluem mais pessoas no uso desses remédios. Diz que o que previne doenças cardiovasculares são mudanças no estilo de vida.

Atividade física regular é indispensável. Ingerir calorias em equilíbrio com o consumo causa menos doenças. Não há dúvida de que não fumar e controlar a pressão arterial reduz risco.

Conhecimentos científicos estão em evolução. É preciso estar atento e ter humildade para reconhecer e incorporar mudanças. Há evidências de que o maior mal está nos carbo-hidratos. Gorduras podem ser ingeridas em proporção balanceada. O conteúdo calórico total da dieta em equilíbrio com o que se queima, um cálice de vinho ao dia, meia hora de caminhada ou outro exercício, são novos paradigmas.

Não é preciso olhar os franceses como paradoxais. Podemos aprender o que há de bom em seus hábitos, desvendar seus segredos. Quem sabe seja hora de entender que não é paradoxo, e sim paradigma francês?

Publicado em 20/05/2014 em *Zero Hora*.

QUEM É O RESPONSÁVEL POR SUA SAÚDE?

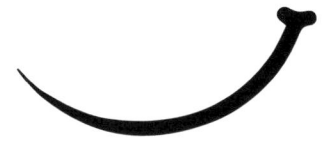

Li em *Zero Hora* que uma empresa de alimentação foi condenada pela Justiça a pagar indenização a funcionário que aumentou muito de peso no período em que nela trabalhou. Alegadamente por culpa do local de trabalho, ele engordou demais e alguém deverá pagar por isso. Ele seria vítima. A empresa que o empregava, a responsável.

Isso me surpreendeu. Que uma pessoa busque colocar a culpa em outra pelo que faz consigo mesma não é incomum. Não é raro atribuir o que nos acontece a alguém da família, ao chefe no trabalho... Mas o que chamou minha atenção foi a Justiça endossar essa postura.

Escrevi, há uns meses, artigo defendendo que a responsabilidade social das empresas deveria começar pelo compromisso com o bem-estar e a saúde de seus funcionários nas respectivas fases do ciclo da vida. Citei Michael Porter na defesa da ideia de empresas socialmente responsáveis oferecerem oportunidades de rastreamento de hábitos de vida, fatores de risco e doenças em seus colaboradores, bem como orientar melhorias...

Porém, aqui não me parece que seja a mesma coisa. O que quero abordar é a responsabilidade que cada um de nós tem pela sua própria saúde.

Sem entrar nas motivações que levam pessoas a engordar e nas que levam alguém a culpar outros pelo que lhe acontece, falo da postura adulta e madura que cada um de nós deveria ter pelo que faz consigo.

É nossa responsabilidade buscar hábitos de vida saudáveis. A relação que mantemos com alimentação, atividade física, lazer, relacionamentos pessoais e afetivos, trabalho, sono, álcool e drogas, tabagismo, trânsito, são escolhas nossas. Cabe ao indivíduo procurar conhecer os fatores de risco de que é portador e o que pode fazer para sua redução. Tratar-se de enfermidades, então, nem se fala. Atividades que possam conduzir a um estado de saúde e bem-estar, enfim, cabem a cada um.

Não se pode esperar do empregador um grau de intervenção na vida de seus empregados a ponto de ser condenado porque o balanço entre a ingestão e o consumo de calorias de alguém foi desbalanceado. Isso não se compara a um ambiente de trabalho poluído – ali não há como respirar limpo. Em muitas outras situações em que não há alternativa saudável para exercer uma função, a empresa tem a culpa.

Mas se aumentar de peso por trabalhar em lanchonete é responsabilidade imputável ao patrão, ninguém mais se responsabilizará por si. A culpa será da esposa ou do marido, da mãe, do chefe, da empresa, dos outros. E não é.

Concluindo, cito o sábio Hilel – **Se não eu por mim, quem será? Se eu só por mim, quem serei eu?**

Publicado em 24/11/2010 em *Zero Hora*.

PARTE III

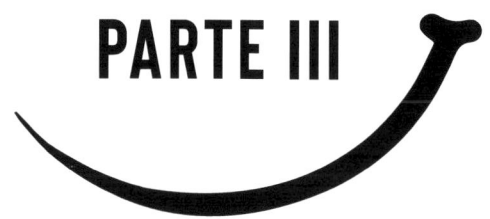

É PERMITIDO PERMITIR

No trabalho do médico, as proibições são tantas e tão frequentes que parecem naturais, necessárias, indispensáveis, precisam ser recomendadas. Quem proíbe tem certeza que está fazendo o melhor para quem está recebendo a proibição. Não permitir que a criança de três anos de idade atravesse a rua sozinha é, de fato, uma proteção inquestionável.

Ocorre que há gente proibindo coisas sem necessidade. Muitas vezes vejo familiares ou pessoal da equipe de saúde fazendo proibições cujos frutos seriam colhidos nos próximos vinte ou trinta anos. Só que a pessoa a quem estão fazendo as restrições tem oitenta, às vezes noventa anos, e não vão ter tempo de vida suficiente para usufruir dos benefícios que aquelas proibições poderiam gerar. Não querer que octogenários fiquem acordados até tarde ou que durmam durante o dia, ou tantas outras bobagens, é fazer alguém infeliz por nada. Por que não permitir que usem seu tempo como quiserem, durmam e permaneçam acordados quando e quanto quiserem? Dar remédios para induzir sono na *hora certa* para quê? Eles geram paraefeitos, inclusive quedas e fraturas. Assim também ocorre com alimentos. Recomendações e restrições que se recomendam aos 40 não precisam ser as mesmas dos que atingiram idades mais avançadas. Será que não é melhor conversar e fazer as recomendações dentro do que é permitido, ao invés do rol de proibições? Pode beber tantos ou tão poucos líquidos? Devemos proibir álcool? Proibir que dirijam automóvel? Sair sozinho de casa, deve-se impedir? Exercícios físicos devem ser limitados? Quanto? Cuidar de suas contas e negócios? Ir aos bancos? Comer sal? Gordura? Doces? Viajar?

Meu pai visitou a Hebraica, clube da comunidade judaica de São Paulo, em 1972. Voltou encantado e falou nisso muitas vezes: havia placas no gramado informando "É PERMITIDO CAMINHAR NA GRAMA". Quando eu estive na mesma sociedade há poucos anos, comentei com meu primo sobre as placas que tanto agradaram a meu pai. Ele riu muito e disse que isso foi naquele tempo; agora, se eu encontrasse placas, seriam proibindo.

Penso que uma construção de recomendações positivas, permitindo o que é permissível, gera muito mais adesão e atitude favorável do que exteriorizar as listas carrancudas e mal-humoradas de proibições. Prefiro proibir proibições sempre que possível. Quando familiares e cuidadores me propõem que eu diga a um velho sob seus cuidados para não fazer algo, não comer algo, não beber algo, quando é viável, respondo que se aquela pessoa chegou à sua idade com esse ou aquele hábito, cabe a nós aprender com eles e não querer que mudem. Se quisermos chegar à idade que eles atingiram, é bom saber o que fizeram e tentar segui-los. Eles gostam de ouvir isso. Os adeptos das proibições ficam desconcertados muitas vezes...

Publicado em 19/08/2016 no *blog* da FIRS.

NO TEMPO CERTO

Quando lidamos com pessoas que precisam tomar alguma decisão, tendemos a querer levá-las a fazer o que achamos que devem. Muitas vezes nos parece óbvio que podem e devem fazê-lo. Em geral elas próprias não têm dúvidas de que precisam tomar aquela decisão. Só que não tomam.

Posso elencar inúmeras delas: deixar de fumar, iniciar uma reeducação alimentar, engajar-se em programa de atividade física regular, rever uma relação pessoal que deixou de ser satisfatória, parar de beber ou de usar drogas, trocar de trabalho, perder peso... e muitas outras.

Então, por que não fazem? Logo que me formei cheguei a dizer a pacientes que se não haviam deixado de fumar não precisavam voltar a consultar comigo. Que horror! Deixava claro o meu despreparo para tolerar as dificuldades de quem me procurava para obter ajuda e tolerância. Tenho orgulho de haver modificado esse modo de trabalhar.

Ocorreu-me isso ao ver um pai exigindo em local público que sua filhinha de cinco anos pronunciasse o ERRE para dizer ZEBRA, e não a graciosa ZEBA, como ela estava dizendo. Fez com que ela dissesse GRRRR e depois saiu uma zebRRRRRa muito forçada para aquela criança que sabidamente, em mais alguns meses, teria seu momento de dizer os erres e a zebra sairia naturalmente.

O que quer dizer isso? Para mim significa que temos que saber que cada um tem seu tempo para tomar decisões e quando poderá transformá-las em atitudes. Muitas vezes a necessidade da mudança está para lá de conscientizada. Mas a pessoa não está no melhor momento para agir. Há uma senhora com quem venho comentando há tempos como será útil para ela deixar de fumar, ofereço os instrumentos de apoio para que faça isso com menor sofrimento. Ela volta muitas vezes à consulta sem mudar. De repente, um dia, chega vitoriosa e me anuncia com orgulho: "Estou sem fumar há 53 dias". Ou outra com quem conversei sobre a necessidade de baixar o peso em cada uma de todas as suas consultas e a cada vez me dizia, desanimada, que não o fizera ainda por ser difícil. Eis que um dia chega, conta, vai logo para a balança: já perdera 11 quilos em 2 meses, porque não suportava mais um problema ortopédico e a dor que lhe causava. O ortopedista avisou que só iria operá-la quando houvesse baixado 20 quilos. Isso a fez pôr em marcha uma mudança alimentar, bem assessorada e eficaz. Foi o seu momento.

Entender isso é fundamental. Manter viva a chama da informação de que algo está para ser transformado é indispensável. É bom aceitar e entender que é difícil fazer; se fosse fácil, já estaria feito. Podemos deixar claro que podemos ser continentes e esperar, mas que estamos sempre prontos para ajudar quando chegar a hora da mudança.

Assim podemos ajudar mais. Expulsar quem ainda não conseguiu não ajuda. Frustrar-se junto por não haver conseguido, mas manter clara a meta e a busca do melhor momento para atingi-la, eis o segredo e a sabedoria.

Publicado em 02/09/2016 no *blog* da FIRS.

DO JEITO DE QUEM?

A gente vê tudo pelos nossos próprios olhos, sentimentos, gostos, preferências, hábitos. Não há como ser diferente. Quando eu digo para alguém que não pode deixar de ver um filme, ler um livro, comer num determinado lugar, viajar para alguma região, é certo que são recomendações de coisas que me agradaram. Será que aqueles aos quais recomendo têm o mesmo gosto que eu? Se eu prefiro comida apimentada e o meu interlocutor gosta de doces muito doces, minhas recomendações podem ser inadequadas. Isso vale para tudo. Há viajantes que gostam de paisagens, outros de museus, uns de andar por cidades, outros de comprar... Recomendações são influenciadas pelas preferências de quem as faz e nas de quem as recebe. Não são iguais para todos. Nas relações sociais isso não tem importância; cada um pode filtrar por seus próprios gostos e fazer escolhas.

No trabalho profissional não é a mesma coisa. É necessário transcender a si próprio e tratar de se enfiar na pele do outro. São clássicas as histórias de arquitetos que fazem o projeto da casa para seus clientes como se fosse para eles mesmos, ainda que o cliente tenha outros hábitos e preferências.

Na área da saúde esse ponto é sensível. Ao atender pessoas, temos que entendê-las pata oferecer recomendações de acordo com suas crenças, valores, sentimentos, estilo de vida. Sugerir algo em função da minha visão de mundo pode gerar conflito. É preciso mais do que empatia. Devemos compreender com quem estamos lidando, aceitar e acolher a pessoa, para ajudá-la na busca de soluções que combinem com ela mesma.

Carlos Grossman contou que certa vez recebeu os filhos de um paciente, tentando convencê-los de que o câncer que acometia o pai deles tinha que ser operado. Eles se mostravam resistentes à indicação. Grossman usou o recurso, como argumento forte: "Se fosse meu pai, eu autorizaria operar". A resposta que ouviu: "Doutor, acontece que ele não é seu pai". Este homem acabou sendo operado, houve oportunidade de conviver mais com o paciente e seus familiares. Aí deu para entender que as relações entre o pai e os filhos não era boa. Os sentimentos daqueles filhos pelo pai não eram os mesmos que Grossman nutria pelo dele. Esta é a questão. É preciso entender o outro, apontar caminhos e usar sugestões que sirvam a cada pessoa. Os meus servem para mim...

Um paciente judeu religioso estava internado no CTI de um hospital, com um procedimento delicado agendado para as 7 e 30 da manhã. Seu rabino tentou visitá-lo às 7 horas, querendo oferecer uma bênção antes do evento. Foi impedido de chegar até ele, por ser horário de passagem de plantão. Prevaleceu o interesse da equipe de trabalho sobre o bem-estar espiritual de uma pessoa internada.

Quando se lida com gente, é preciso ter a capacidade de colocar-se em seu lugar e usar os argumentos que combinam com sua maneira de ser. É preciso transcender quem somos e nossa visão das coisas, e apontar caminhos sintonizados com cada pessoa em suas peculiaridades únicas. Não há dois iguais. Se não temos clareza, é melhor expor as alternativas e escutar o que tem a nos dizer.

Publicado em 10/06/2016 no *blog* da FIRS.

AFINAL, QUEM SABE O QUE É MELHOR?

Visito minha paciente no hospital e a encontro tensa. Na noite anterior teve um confronto com o técnico de enfermagem e o enfermeiro responsável. O que houve? Vieram os remédios que costuma usar para dormir, conforme havia sido prescrito pelo médico que a admitiu, para serem administrados às 22 horas. Ocorre que em casa ela usa os mesmos, há anos, e só os ingere quando percebe que está começando a ter sono, após as 22 horas, muitas vezes depois da meia-noite. Mas a equipe estava irredutível, o prescrito tinha que ser cumprido. As rotinas de segurança, que visam a proteger o paciente, não permitem que se deixe a medicação para quando quiser. É preciso supervisionar, ter certeza que os remédios foram usados na dose e hora prescritas. Hospitais perseguem essas metas, são acreditados também por terem boa adesão a procedimentos de segurança.

Por outro lado, minha paciente se conhece e a seus remédios. Eu a acompanho há muitos anos. A composição e doses de seus remédios para dormir, fomos descobrindo ao longo do tempo, com acertos e erros, até atingirmos a combinação que se adequa a ela. Eu forneço as receitas para que os compre, em quantidades suficientes para dois meses, de acordo com as normas. Ela mora só, é ela que administra seus estoques.

Então, onde está a razão? Enfermagem que exige que os remédios sejam ingeridos na hora prescrita? A paciente, que os quer quando sabe que farão o melhor efeito para ela?

As normas de segurança e rigidez no cumprimento da prescrição têm seu papel quando a equipe é estranha ao paciente, administra os cuidados da forma que sua melhor técnica indica. Nos sistemas de saúde em que o atendimento hospitalar vai ser dispensado por quem nunca conviveu com as pessoas de quem cuida, é bom que seja assim. Eis a diferença. No caso dessa paciente, nós nos conhecemos há muitos anos. Forneço as receitas para ela estocar os remédios em casa. Por que não concordar que ela receba comprimidos e gotas para tomar quando sabe que lhe fornecem o melhor resultado? Esse balanço pode ser encontrado. Não canso de dizer que não devemos substituir a finalidade do nosso trabalho – o melhor resultado para o paciente – pelos meios que levam a isso, nesse caso a rotina de segurança. Se o cuidado da pessoa é personalizado, essas decisões são compartilhadas entre todos, e isso é vantajoso. Aprendemos sempre. Um colega achou que sua paciente estava louca quando disse que encontrara a melhor dose para ela do remédio em uso: *três gotas e meia*. Ele, com um deboche na cabeça, talvez nos olhos, perguntou: "Ah é? E como a senhora faz para conseguir essa quantidade de gotas?" Ouviu o que não esperava. Ela colocava sete gotas em um copo cheio de água, dividia o conteúdo em dois copos com porções iguais e assim obtinha duas doses de três gotas e meia cada...

 É bom podermos aceitar o que as pessoas sabem a seu próprio respeito e como aperfeiçoam o tratamento. Elas se conhecem e observam como ninguém. Sempre que pudermos ouvi-las, fazer do jeito delas, teremos oportunidade de ajudá-las mais e melhor. Quem sabe disso pode escolher o que vai ser mais benéfico. Receber cuidados de quem conhece a pessoa é melhor do que ser paciente de serviços e grupos que não personalizam o atendimento.

Publicado em 22/07/2016 no *blog* da FIRS.

PULAR O SEU *CHECK-UP* ANUAL?

Nos primeiros dias de janeiro de 2016, o Dr. Ezekiel Emanuel fez esta recomendação em artigo de opinião publicado no *New York Times*. Ele é um oncologista, irmão do prefeito de Chicago, defende o Obamacare e dedica muito de suas atividades à bioética.

Por que alguém com seu perfil vem a público sugerir que se evite o *check-up* anual?

Diz que no começo do ano as pessoas resolvem viver uma vida mais saudável, fazer exercícios, usar alimentos de mais qualidade, contribuir para um mundo melhor. Não fazendo a revisão que 45 milhões de americanos fazem todo ano, economizariam bilhões de dólares para melhorar o sistema de saúde onde for mais útil, disponibilizando tempo dos médicos para atender o que contribui mais para o bem-estar e a longevidade das pessoas.

Emanuel diz que é difícil mudar este hábito já arraigado, e que há uma crença que equipara a revisão anual de saúde com a revisão e a troca periódica do óleo do carro. Busca-se tornar mais longa a vida útil do motor, prevenir panes, identificar possíveis desgastes de partes que podem ser substituídas antes que nos deixem na mão, e de surpresa...

Usou alguns dados antigos da organização canadense Cochrane para argumentar que as revisões não aumentaram de maneira comprovada a sobrevida das pessoas. Cita causas de mortalidade entre as dez mais comuns na população americana, cuja identificação ou modificação seriam inatingíveis mesmo se descobertas precocemente. Acrescenta que estas revisões geram dúvidas que precisam ser esclarecidas, investigadas para muitas vezes descobrir que não era nada. Mas aumen-

tam custos para a sociedade, sofrimento, preocupações, danos, procedimentos com riscos a eles inerentes, irradiações...
Alguns dados que cita são contestados por outros dados de literatura. Ele mesmo admite que há procedimentos preventivos, como colonoscopia a cada dez anos, prevenção de câncer ginecológico e muitos outros cujos benefícios são inegáveis. Propõe que consultas deveriam ser vinculadas a queixas ou sintomas que gerassem o encontro da pessoa com o seu médico. Consultas dos que têm doenças ou fatores de risco identificados e que precisam do acompanhamento periódico, são indispensáveis. Diabéticos, hipertensos, dislipidêmicos, hipotireóideos, gestantes, crianças, mulheres em idade reprodutiva, portadores de inúmeras condições têm encontros periódicos com seus médicos necessários. Mas o que o Dr. Emanuel diz merece reflexão.
Pode ser que colegas meus tenham alergia ao ler este texto. Sei que pacientes vão brincar comigo sobre a necessidade de suas visitas periódicas ao consultório. Mas aquele senhor de 94 anos que consulta quase todos os meses e exige um novo eletrocardiograma todas as vezes, este está exagerando. Ele o faz pela falsa esperança de que isso lhe dará a garantia de uma vida mais longa e sem doenças. Mas esta garantia ele tem por causa da excelente saúde que o trouxe até a idade que tem...

Publicado em 10/02/16 no *blog* da FIRS.

DESOBEDECER PARA SOBREVIVER

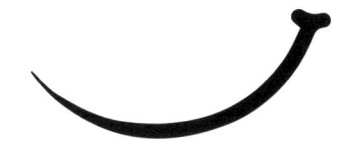

Num domingo recente saí do cinema no meio da tarde, num centro comercial em que os cinemas estão no andar superior. Há estreita escada rolante e um pequeno elevador que serve vários andares. Fiquei intrigado: havia uma fila com mais de 50 pessoas em frente ao elevador. Fui descer pela escada rolante; só funcionava a que sobe; a que serve para descer estava parada e havia dois obstáculos em cada extremidade a impedir acesso para quem quisesse descer a escada fixa. Como na piada, não se podia descer pela escada rolante parada...

Fiquei intrigado e descontente; não queria esperar a longa fila do elevador e não havia outro jeito para descer. Um senhor olhava desconsolado a escada imóvel, bloqueada. Perguntei se sabia o motivo, por que não se podia descer a escada? Ele disse não saber, achou que teríamos que encontrar algum funcionário que *abrisse* a escada para descermos. Depois de andar por ali sem achar funcionário, conversar com alguns conhecidos que esperavam na fila, cheio de determinação, dirigi-me à escada, removi cavalete e corrente, desci. Chegando ao andar de baixo removi os dois obstáculos iguais aos do topo e saí da escada. Quando olhei para trás, vi a escada inteira ocupada pelas pessoas que aguardavam conformadas pelo elevador, sem outra opção aparente. Haviam me seguido!

Fiquei surpreso comigo e minha atitude de não aceitar uma barreira a que dezenas se submeteram, e ousaram transgredir depois que eu iniciei a descida. Ou fui eu que, removendo as barreiras e descendo, lhes dei permissão para fazerem o mesmo.

Lembrei-me de Ricardo Trajano. Guardo seu nome e história desde julho de 1973. Ele era um dos 117 passageiros e 17 tripulantes que estavam num Boeing 707 da Varig que pousou em emergência num campo de cebolas a 4 km do destino, o aeroporto de Orly, Paris. O avião estava em chamas por incêndio originado numa toalete traseira. Morreram 116 passageiros e 7 tripulantes, intoxicados pela fumaça e incinerados em suas poltronas. Salvaram-se 10 tripulantes e um passageiro, o Ricardo Trajano. Por que estes 11 não morreram como os outros? Porque a cabine de comando do avião estava menos enfumaçada; haviam quebrado ou aberto um vidro, o que permitiu ao comandante escolher uma área desabitada, pousando o avião em chamas. Quem estava na cabine escapou de morrer intoxicado e pôde sair vivo. Ricardo Trajano foi o único passageiro que, percebendo a fumaça e vendo que tripulantes iam para a cabine, levantou-se de sua poltrona lá atrás e os seguiu. O único dos 117. Sofreu danos severos, ficou muitas semanas em tratamento de lesões pulmonares, mas sobreviveu. Por décadas eu pensava nisso e achava que eu, se estivesse naquele avião, teria morrido sentado em minha poltrona.

Sempre me intrigou o que fez aquele rapaz, nos seus vinte anos, levantar-se, contrariar a ordem de permanecer em seu lugar com o cinto de segurança afivelado, correr para a vida na cabine de comando...

Naquele domingo da escada rolante eu entendi um pouco o seu ato. É um impulso que nos faz agir e fazer a diferença.

Na saída do cinema foi só uma escada. No avião em chamas, foi a vida. Mas o impulso de desobedecer para achar uma solução é semelhante. Naquela tarde senti que entendera um pouco o que me intrigava há 42 anos: o que levou Ricardo a desobedecer para sobreviver?

Publicado em 25/12/2015 no *blog* da FIRS.

PARTE IV

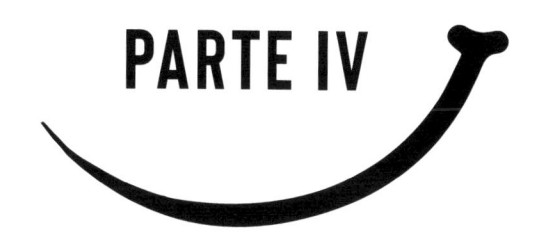

QUANTO TEMPO VOCÊ QUER VIVER?

Há séculos a humanidade sonha com o elixir da longa vida, a pedra filosofal com poderes para isso. Fantasia para negar a morte inevitável, temor do que ela representa, ou puro interesse em prolongar a vida? David Ewing Duncan lançou o livro **Quando eu Tiver 164 – *a nova ciência da extensão radical da vida e o que acontece se alcançar sucesso*.** Baseado no livro, publicou ensaio no *Science Times* de 25 de agosto de 2012, no qual cita que a expectativa de vida dos norte-americanos saltou de 47 para 80 anos, desde 1900. No Rio Grande do Sul a expectativa já passa dos 79. O aumento deve-se a vários motivos, como condições socioeconômicas, higiene, saneamento, alimentação, hábitos saudáveis, e outros. Influíram descobertas e intervenções, como vacinas, antibióticos, tratamentos cardiovasculares, drogas contra câncer...

O editorial do *Rambam Maimonides Medical Journal* de outubro de 2012 identifica o envelhecimento como fator de risco para as doenças que mais matam, mais que todos os fatores que costumamos rastrear e combater. Para doenças cardiovasculares, o colesterol alto tem, conforme o editor, influência 30 vezes menor que envelhecer. Se fossem eliminadas todas as doenças cardiovasculares, a esperança de vida aumentaria menos de 3 anos e ainda se estaria exposto a todas as outras causas de morte relacionadas à velhice. Revela haver várias drogas em fase adiantada de pesquisa que poderão retardar o envelhecimento. Todos nós conhecemos pessoas que aparentam idade bem maior ou menor do que têm, mostrando que nem todos os humanos envelhecemos ao mesmo tempo. Identificados e modificados alguns fatores envolvidos nesse processo, é possível que o que houve nos últimos cem anos não parou aí e que a expectativa de vida siga aumentando. Imagine o impacto disso – crescimento da população, inversão da pirâmide populacional, meio ambiente e recursos naturais, gastos com vidas longas, aposentadorias, mercado de trabalho, habitação, relações familiares, e muito mais. Duncan pesquisa em suas palestras e aulas sobre tendências futuras em biociência, perguntando: *quanto tempo você quer viver?* Pede que levantem a mão para uma das quatro opções: 80/120/150 anos e para sempre. Em três anos tabulou 30 mil respostas: 60% optam por 80 anos, 30% por 120, quase 10% escolhem 150 e menos de 1% prefere não morrer.

E você, já pensou até que idade quer viver?

Publicado em 06/11/2012 em *Zero Hora*.

VELHICE É DOENÇA?

Outro dia fui surpreendido por menção à "medicina antienvelhecimento". Conheço tratamentos antiproblemas que precisamos combater: anti-inflamatórios, anti-hipertensivos, antipsicóticos, antidiabéticos... A lista dos anticoisas que queremos combater é grande. Mas queremos combater o envelhecimento?

Lembro do meu pai dizendo que envelhecer é bom; ruim é não envelhecer: morrer antes de chegar à velhice...

Em meu trabalho assistindo pessoas, sua saúde e doenças, encontro formas diferentes de envelhecer. Muitos chegam a esta fase preparados, tendo estabelecido condições e hábitos que lhes permitem obter satisfação e ser felizes nesta fase da vida. Outros não. Ouso dizer que a primeira condição para envelhecer bem é aceitar a velhice como algo normal, uma nova fase na vida, que pode ser bem vivida. Ser velho não é pejorativo. Pode ser vantagem. Evita-se o termo e chamam velho de "melhor idade", "idade de ouro", "sênior" e outros eufemismos. Aí já se diz que velhice é ofensivo. Será?

Como é então envelhecer bem? É preciso chegar a esta fase com boa saúde física. Isso se prepara ao longo da vida, com hábitos saudáveis, atividades físicas e intelectuais permanentes, identificação de fatores de risco e sua remoção ou redução sempre que possível. Envolvimento familiar e social com laços afetivos é relevante.

A relação com o trabalho importa: o que fazer quando parar ou diminuir? Os que pior vivem, em geral, depois de se aposentarem, são aqueles que não tinham outros interesses em paralelo, ficaram sem objetivos ao interromper a rotina.

Acompanho pessoas com mais de 80, até 90 anos, que mantêm uma vida que as satisfaz através do equilíbrio de ocupações físicas, mentais e sociais. Absorver as progressivas perdas que caracterizam esta fase é um dos segredos: perdem-se pessoas, diminuem sentidos, força, trabalho, dinheiro... Vejo que vão melhor os que aceitam, absorvem e se adaptam às características da fase do que os que lutam contra ela.

Sêneca escreveu sobre o assunto mostrando vantagens da velhice. Mas há quem diga que a calma e a tranquilidade que se obtêm devem-se à queda das energias que lhes permitiam excessos quando jovens...

Um cirurgião cardíaco paulista, perguntado sobre parar de trabalhar quando chegou aos 70 anos, respondeu que seus clientes é que decidiriam sua aposentadoria: quando deixarem de procurá-lo, esta será a hora de parar. A boa relação com o trabalho, a sintonia com o que se faz e o reconhecimento obtido também somam para um bom envelhecimento.

Começamos a envelhecer ao nascer. É inevitável e inexorável. Aceitar e estar preparado é o que vai fazer com que seja mais ou menos fácil. A gente envelhece como vive. Quem vive bem envelhecerá bem. Quem não aceitar, lutar contra, poderá sofrer decepções.

Ruim mesmo é não envelhecer.

Publicado em 21/07/2011 em *Zero Hora*.

QUEM CUIDA DO CUIDADOR?

Vive-se cada vez mais. Cada vez mais pessoas tornam-se dependentes de outras, seja por doenças e suas consequências, seja pelas limitações impostas pelo envelhecimento. O aumento da longevidade entre nós traz junto o aumento no número de cuidadores familiares. São pessoas da família que se encarregam de prover e gerenciar todas as necessidades de quem se tornou dependente.

A equipe de saúde poderia ater-se a essas necessidades: o cuidador deveria prover todas as soluções identificadas, e essa tarefa é dele. O cuidador lida com tensões de sua própria existência, além das que decorrem da condição de quem ele cuida. É preciso administrar cuidados, tratamentos, profissionais, lidar com hospitais, clínicas e serviços, planos de saúde, assuntos financeiros e burocráticos e com outros componentes da família. Não é pouco nem é fácil. O cuidador submetido a tensões fortes fica mais suscetível a traumas e doenças.

Quem cuida do cuidador? Problema dele?

O *Journal of General Internal Medicine* publicou na edição *on-line* de 9 de janeiro deste ano diretrizes éticas destinadas à relação paciente-médico-cuidador. Foram elaboradas pelo American College of Physicians, o Colégio Americano de Médicos, com apoio de dez outras entidades médicas.

A proposta é elevar a atenção dos médicos para a importância e complexidade dessa relação. Há muitas recomendações. Sugere que o respeito aos valores e crenças, direitos e dignidade do paciente devam nortear todas as interações com ele. A privacidade do paciente deve ser respeitada. A quantidade da participação do cuidador em encontros clínicos deve ser decidida pelo paciente, bem como o grau de informação que ele permite compartilhar, a não ser que suas limitações o impeçam.

Respeitados esses limites, o cuidador deve conhecer toda informação disponível, inclusive de prognóstico, para planejar ações que conduzam ao melhor resultado possível. A disponibilidade do médico para as necessidades de paciente e cuidador é estimulada. O médico deve validar sempre o papel do cuidador familiar e dos compromissos que este haja assumido para obter o melhor manejo possível do paciente. Deve estar atento ao excesso de tensão no cuidador e ajudá-lo a encontrar soluções e busca de cuidados para ele mesmo quando for o caso. Impõe-se preservar a qualidade de vida de ambos, cuidador e cuidado. É necessária muita atenção ao cuidador de doentes terminais na fase que precede a perda, e as consequências emocionais causadas por essa perda quando se aproxima ou após a morte.

Recomenda-se atenção especial para cuidadores distantes, e com os que são profissionais de saúde, para que disponham dos recursos adequados de serviços, suporte e referências. Não é incomum cuidadores que não moram na mesma casa que o paciente, e muitas vezes nem mesmo na mesma cidade. Quando o cuidador é profissional da área da saúde deve ser fornecido apoio para não ser levado a fornecer papel profissional nos cuidados de seu familiar, preservando-o desta sobrecarga indesejável.

Estima-se que nos Estados Unidos existam atualmente 30 milhões de cuidadores familiares. Não se dispõe de estimativas de quantos são entre nós, mas não são poucos. Temos que incluí-los em nossos cuidados.

Publicado em 04/03/2010 em *Zero Hora*.

VELHOS ÓRFÃOS

Com o envelhecimento da população, cada vez mais pessoas se tornam órfãs em idade avançada. Perdi meu pai quando tinha 38 anos e ele chegara aos 70. Em julho de 2013 perdi a mãe, aos 98. O amigo Geraldo Sant'Anna, no velório, contou que sua avó costumava dizer: "Só se fica adulto quando se é órfão, e órfão é quem não tem pai nem mãe". O rabino Ariel disse palavras semelhantes quando falou na hora do enterro.

Poucos dias antes, Paula Span publicara um artigo no *New York Times* sobre o assunto. Perdera o pai em dezembro, aos 90 anos. Ela publica sobre famílias com pais idosos. Vários dos comentários de Paula têm a ver com a experiência recente, minha e de meus irmãos, nos últimos anos com nossa mãe, e no que acontece depois.

Essa orfandade não é como a tragédia de alguns personagens de Dickens. Quando não há mais patriarca nem matriarca, quando já não se é o filho de alguém que está vivo, não há mais uma geração se interpondo entre a nossa e a morte. Nós somos a próxima e somos confrontados com a nossa própria finitude. Por isso, a perda do primeiro que se vai é diferente. Ali ainda fica um a ser consolado, cuidado, apoiado.

Durante anos, telefonemas entre irmãos começaram por "está tudo bem", e só então se entrava no assunto. Agora, as ligações se iniciam por "alô, olá, oi"... O que nos uniu e ocupou nos últimos tempos da mãe, como há 30 anos quando nosso pai adoeceu, deixou de existir. Como iremos nos relacionar daqui em diante? Iremos?

Ter pais vivos até idade avançada é um privilégio. Mas ser o filho de alguém por tantos anos e já não ser causa impacto profundo. Não há alívio pelo fim dos cuidados e preocupações. Há, sim, um vazio imenso. Se a relação foi boa, a perda faz sentir falta da convivência longa e prazerosa. Quando não era tão boa assim, pode haver a dor adicional do desperdício de ocasiões para resolver conflitos.

Não ter mais a última pessoa que esteve conosco desde que nascemos e podia contar detalhes, que sabia quem era aquela tia numa foto antiga, entendia uma piada só nossa ou lembrava um apelido familiar, são faltas definitivas que passamos a perceber. Quando a velhice fica crítica, sabemos que o fim e consequente perda se aproximam. Podemos estar preparados, nunca estamos prontos. Na hora, a dor da perda e o luto têm que ser vividos. É o único caminho. Não há atalhos. Saber dos sentimentos de outros nessa fase pode ajudar a nos sentirmos menos sós.

Publicado em 08/10/2013 em *Zero Hora*.

VELHOS PODEM TRABALHAR?

Li a história do senhor Ron Akana, que tem 83 anos de idade. Parece ser o comissário de bordo em atividade há mais tempo nos Estados Unidos, 63 anos na United. Há um outro com 87 trabalhando na Delta, mas começou dois anos depois de Akana. E sua antecessora na mesma companhia deixou de trabalhar há 5 anos aos 85. Ele já voou uns 20 milhões de milhas, algo como fazer 800 voltas à Terra, ou ir e voltar à Lua 40 vezes. Quer saber se ele está cansado? Diz que não. O fato de ser o mais antigo lhe permite escolher antes a escala de trabalho. O que escolhe? Rotas longas, como seus pares mais antigos nas companhias aéreas, para atingir rapidamente a cota de horas requeridas no mês. Muitos comissários trabalham até idade avançada porque precisam do salário. Não é o caso deste senhor. Ele ganhava mais de US$ 100 mil anuais aos 70 anos. Diz que trabalha porque não se imagina longe dos colegas e dos passageiros que encontra a cada novo voo. Gosta do que faz, até de preparar a mala e o uniforme de trabalho nas noites antes de voar. Brinca que o que ganha trabalhando é para as férias...

Há o que refletir nessa história. A pirâmide populacional vem se modificando, com menores taxas de nascimento e aumento na longevidade. Muitos países já avançaram, e o Brasil entrou nessas mudanças. Isso traz implicações, pois diminuem contribuintes e as aposentadorias tornam-se cada vez mais longas. Gastos com saúde e doença de pessoas que vivem mais tornam-se maiores. São necessários mais leitos hospitalares, vagas em emergências.

A presença dos velhos por mais tempo no mercado de trabalho também se torna real. Tudo indica que os que gostam do que fazem trabalham bem, são apreciados, utilizam a experiência acumulada e são bons no que fazem. A satisfação por se envolver com algo prazeroso faz com que o trabalho seja uma alegria renovada, não um fardo. Isso é construído ao longo da vida. Ron Akana trabalha desde os 20 anos, época em que se voava impecavelmente trajado, eram servidos coquetéis de frutos do mar, e se atendiam passageiros que se reuniam em torno do bar do avião para uma bebida. Nos tempos cinzentos da aviação atual, ele trabalha com a mesma satisfação: soube entender e se ajustar às mudanças que ocorreram nessas décadas.

A tendência é de se viver mais. É bom nos prepararmos para uma velhice boa.

Publicado em 23/03/2012 em *Zero Hora*.

TRABALHO NÃO FAZ MAL À SAÚDE

Há pessoas para quem o trabalho faz mal. Para outras faz bem. Os responsáveis por fazer bem ou mal somos nós: depende da maneira de nos relacionarmos com ele.

Conheci um psicanalista que trabalhava 14 horas por dia. Perguntei se não se cansava, e a resposta surpreendeu-me: "O que cansa é o conflito. Quando trabalhamos sintônicos com o que fazemos, não cansamos." É verdade que longos períodos podem ser cansativos, mas disso se recupera com algumas horas de descanso.

Há tarefas que podem nos gerar tensão, não gostar do que faz, exigências acima das possibilidades físicas, emocionais, do tempo disponível. E isso nos pode levar a adoecer. Tensão faz mal à saúde. Pode desencadear doenças ou agravá-las. Já encontrei pessoas que trabalham em casa e não param quase nunca. Sentem-se culpadas se fazem intervalo para uma saída com a família, diversão, compromisso social. Recomendo a elas que organizem uma agenda bem distribuída entre trabalho, pausas, espaço para convívio familiar e social, atividade física, ocupações intelectuais prazerosas e estimulantes.

A recomendação de vida saudável inclui uma relação satisfatória com o trabalho. Mas impõem-se cuidados com o corpo e a mente. É útil o exame periódico de saúde para detectar desvios de hábitos de alimentação, peso, fatores de risco que precocemente identificados podem ser removidos para evitar doença. Alimentação saudável, atividade física regular, satisfação afetiva e intelectual contribuem para a qualidade de vida. Uso inadequado de álcool, tabaco e outras substâncias nocivas necessitam de atenção.

A aposentadoria também deve ser considerada. Há quem sonhe em parar de trabalhar e aí, sim, ser feliz. Na maioria das vezes é uma ilusão. Quem não pensa alternativas para se ocupar quando aposentado em geral se deprime e até envelhece. É indispensável planejar o que fazer depois. Os aposentados que vejo felizes são os que se prepararam. Os que só pensaram em parar, raramente ficam satisfeitos. Alguns voltam a trabalhar em atividades correlatas, outros fazem coisas totalmente diversas das que faziam até então.

O trabalho pode fazer bem à saúde; basta gostarmos do que fazemos, obter satisfações, não permitindo que se torne enfadonho, conflituoso, gerador de tensões. Deve ocupar um espaço claro e definido, deixando tempo para outros prazeres que a vida oferece.

Publicado em 12/2011 na revista *Multijuris*.

SEMPRE AOS DOMINGOS

Durante o feriadão de Natal, assisti a um jornal de TV na hora do almoço. A repórter chamou minha atenção quando fazia uma matéria em nossas praias. Depois de mostrar condições de veraneio, alguns veranistas, falou que nem todos estavam lá para descanso e diversão, que muitos vieram para *ralar*. Entrevistou pessoas de várias cidades do Estado que afluíram ao litoral para trabalhar. *Ralar* doeu em meus ouvidos. *Ralar* é sinônimo de trabalhar? No dicionário, encontrei três sentidos para o verbo *ralar*. Um é reduzir a pedaços pequenos friccionando contra o ralador. Outro é esmagar, triturar, moer. E o terceiro, figurado, é apoquentar, afligir, consumir. O que tem a ver com trabalho?

Achei que os que foram lá trabalhar deviam estar satisfeitos; foram porque não tinham trabalho em seus locais de origem, ou porque queriam trabalhar lá. Ralar dá uma ideia de sofrimento que não combina com meu conceito de trabalho. Formado há mais de 40 anos, sempre trabalhei, todos os dias da semana. Durante a graduação já fazia plantões que ofereciam a estudantes. Nos dois anos de residência havia plantões noturnos e em finais de semana. Depois da residência ainda os fiz por alguns anos. Depois, já sem os plantões, sigo visitando meus pacientes hospitalizados todos os dias, algumas vezes faço atendimentos domiciliares. Não vejo isso como ralar. Não é sofrimento. Acho bom. Sempre achei. Jamais me senti prejudicado por ter trabalho. O que eu não gostaria é de querer e precisar trabalhar e não ter trabalho.

No filme de 1960 *Nunca aos Domingos*, dirigido por Jules Dassin, a personagem principal, representada por Melina Mercouri, é uma prostituta grega com características peculiares: seleciona quem aceita como cliente, e jamais trabalha aos domingos. Ela parecia gostar de seu trabalho, e fazia outras coisas de que gostava aos domingos...

Muitos acham ruim trabalhar. Há gente que não quer emprego onde se trabalha nos fins de semana.

Conheci há décadas um então jovem trabalhador e morador de Torres. Houve um verão em que o encontrei garçom numa pastelaria de Capão da Canoa. Contou que passava o verão neste trabalho, trabalhava seis dias inteiros por semana e tinha uma folga semanal para ir a Torres visitar mulher e filhos. Dormia num colchonete no andar acima da pastelaria, comia lá mesmo. E estava feliz, pois aproveitava o verão para ganhar e juntar dinheiro e poder realizar seus sonhos no futuro. Encontrei-o anos depois em Torres na pastelaria que tinha o seu nome na fachada; era proprietário do seu negócio, o ano inteiro. Trabalhou para isso. Ralou?

Numa noite de domingo, há muitos anos, eu caminhava no corredor do hospital depois de visitar pacientes. Vinha em sentido oposto um colega, assobiando baixinho. Quando passamos um pelo outro, ele comentou: "Saco, não é? Domingo de noite e nós aqui, trabalhando..." Eu respondi: "E nós gostamos". Ele estancou a marcha, pensou um segundo e disse: "É mesmo!"

Publicado em 22/01/2016 no *blog* da FIRS.

RENOVAR ENERGIAS

O ciclo do sol com as quatro estações originou o calendário de 365 dias por ano. O mês de 30 dias corresponde ao ciclo da lua. A semana de 7 dias, dedicando um deles ao descanso, vem dos judeus. Está na Torah: Deus criou o mundo em seis dias e descansou no sétimo. Esse descanso semanal não era um hábito até então. O conceito foi utilizado por cristãos e islâmicos, variando apenas o dia escolhido, sexta-feira para islâmicos, sábado para judeus, domingo para cristãos. Essa novidade previne o esgotamento pelo envolvimento contínuo. Na época em que os judeus deixaram a escravidão no Egito, representava uma oportunidade de pausa, igualdade, recolhimento, convívio com a família e quem interessasse. Nos séculos 19 e 20, uma oportunidade de repouso das longas jornadas de trabalho surgidas com a Revolução Industrial. Em nossos dias, uma pausa no telefone celular, computador, no *e-mail*, no Twitter, na disponibilidade 24 horas 7 dias por semana. É tempo para o que importa, mais do que para o que é urgente. Na faina diária, nos dedicamos a cada nova tarefa urgente que se apresenta, e o que importa fica para depois. E esse depois nem sempre vira agora. Esse é o papel do dia do descanso, das férias. É para se reencontrar consigo mesmo, com a família, com o que importa de verdade.

Quando ouvi essa explanação de Jonathan Sacks sobre a necessidade da pausa e do reencontro consigo mesmo e sua origem, estranhei. Escrevera recentemente sobre o fato de trabalhar sempre, desde antes de me formar, sem pausa semanal, e de como gosto de fazê-lo. Onde o espaço para repor essas energias? Onde o espaço para conviver comigo mesmo, com a família e os amigos mais queridos? Onde o espaço para o que importa, antes do urgente?

Dei-me conta de que, além de viagens, tenho o meu espaço de pausa no dia a dia. Por exemplo, quando estou aqui escrevendo, estou me encontrando comigo e com coisas que me importam. Lembrei uma noite já longínqua em que jantávamos num restaurante o Rubens, arquiteto, o Luiz Paulo, médico cirurgião, eu, e nossas mulheres. Observando as mesas em volta, Rubens disse: "Vocês veem? Predominam os médicos; vocês são os que ainda têm dinheiro para frequentar restaurantes." Enveredamos para a chacota, mas hoje me dou conta de que muitos de nós médicos temos tantas atividades paralelas à medicina, a inquietude cultural, as viagens, os jantares e encontros, porque nossa profissão nos absorve tão intensamente e tão sem limite de dias e horas, que nós precisamos espalhar nosso dia de descanso ao longo de cada dia, quando for possível.

Não foi o judaísmo que manteve o *shabat*; foi o *shabat* que manteve o judaísmo. Médicos e tantos outros profissionais com longa exposição ao trabalho e disponibilidade contínua, precisam evitar o esgotamento, o *burn out*, como se diz em inglês. O artifício dos dias atuais foi ter um pouco de sexta-feira / *shabat* / domingo, o possível, todos os dias. A maneira religiosa de observar esse dia de descanso é apenas uma das formas. Quem não é religioso também precisa desse recolhimento, de proteção contra tanta exposição e disponibilidade. Faz bem deixar por um tempo o urgente pelo importante. Isso renova energias e permite seguir com prazer, gostando de fazer e fazendo com gosto. Com energias renovadas vai melhor. E elas são renováveis.

Publicado em 21/02/2016 no *blog* da FIRS.

BOM MESMO É ESTAR VIVO

A tese de doutorado de 2013 da psicóloga H'Sen Hayward foi notícia no *Wall Street Journal*. Ela pesquisou três grupos com 50 pessoas cada, para saber quem era mais feliz: Grupo 1 – sofreram trauma severo em acidentes ocorridos há décadas; Grupo 2 – ganharam em torno de US$ 6 milhões na loteria na última década; Grupo 3 – não sofreram trauma nem tiveram a sorte de enriquecer de repente.

O que encontrou? O grupo pós-trauma foi o que mostrou maior índice de felicidade. Perdas severas levaram à superação de tragédias e ferimentos. A maioria desenvolveu forças, capacidades, deu novo significado à vida. A luta para cicatrizar lesões tornou-as determinadas, buscaram nova motivação, puderam ser felizes.

Os males do trauma são conhecidos, o estresse pós--trauma, ansiedade, insegurança, insônia, medo de novos eventos... Por outro lado, pesquisas publicadas na década de 80, estudando viúvas, identificam que muitas das destroçadas pela perda do marido emergiram mais próximas dos filhos, fortes para enfrentar a vida como não eram antes, de maneira que nem elas imaginavam poder ser. Outras comprovam a mesma coisa, na Turquia com sobreviventes de terremoto, na China com mulheres que sofreram câncer de mama.

A doutora Hayward conhece o assunto. Foi vítima de acidente no trânsito aos 16 anos, é paralisada do tórax para baixo. Diz que, apesar das dificuldades para se deslocar, banhar, vestir, entrar e sair do carro, sua luta por dar significado à vida resultou em felicidade como ela não imaginaria ter se não houvesse passado pelo trauma. Já visitou mais de 40 países, trabalhando inclusive com sobreviventes do genocídio de 1994 em Ruanda. Agora se prepara para ser médica.

Lembro detalhes de traumas que sofri aos seis e 18 anos, em acidentes de trânsito. Não esqueci detalhes do que me passou na cabeça desde a percepção do que ia acontecer até ter certeza de estar vivo e inteiro. Ficou o alívio por não haver morrido nem sofrido ferimentos graves, algum temor e a preocupação para que não se repita. A consciência de que o bem maior é a vida me tornou diferente.

Bom mesmo é estar vivo.

Publicado em 07/11/2015 em *Zero Hora*.

PARTE V

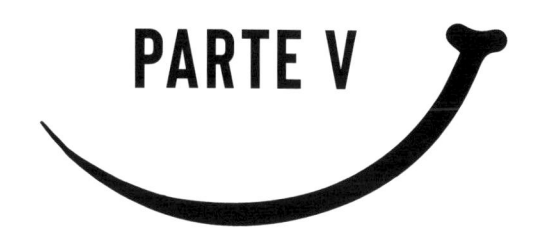

DESLIGUE O COMPUTADOR E OUÇA O PACIENTE

Deparei-me com o título acima num artigo da página de opinião do *Wall Street Journal* de 22 de setembro. Foi escrito por dois médicos de Boston: doutor Gardner, residente, e doutor Levinson, cardiologista e professor na Harvard.

Fazem observações a respeito das exigências que o exercício informatizado da medicina interpõe entre médico e paciente. Comparam a atenção do médico diante de um terminal de computador durante a consulta ao ato de digitar dirigindo no trânsito. A atenção cai, divide-se. O risco aumenta.

Informatização, rotinas, protocolos, diretrizes buscam aprimorar os cuidados médicos. Porém, a concentração em hospitais e grandes centros, a presença da terceira parte intermediando e financiando, governo, seguros e planos de saúde acabaram distanciando pacientes e médicos.

Michael Porter criou o conceito de remunerar mais a quem produz melhor resultado para o paciente, que é o objeto final de toda cadeia produtiva da saúde. Os pagadores governamentais e privados nos Estados Unidos passaram a usar esse modelo. Agora, todos sabem o que é necessário demonstrar para receber mais. Resultado: clínicas e hospitais estão programados para que todos preencham os dados na forma que gera maiores pagamentos. É o registro para mostrar melhores resultados que se tornou finalidade. E os resultados reais para os pacientes?

Diretrizes, protocolos, rotinas, algoritmos, ao invés de serem instrumentos de apoio, por vezes tolhem a liberdade para criar a melhor solução. Cada pessoa é única, cada doença em cada pessoa é diferente, muitas vezes complexidades múltiplas coexistem. Exercer medicina exige o entendimento da sutileza de cada caso; a abordagem é sempre nova.

Neste outubro do dia do médico, homenageio os que praticam a profissão mantendo o foco e a atenção em cada ser humano ao qual dedicamos nosso trabalho. Os modernos recursos são indispensáveis, mas no seu devido lugar, de elemento auxiliar. O fim é e continuará sendo a pessoa a que se deve dedicar atenção plena, empatia, competência e humanidade.

Publicado em 21/10/2016 em *Zero Hora*.

VOCÊ NÃO ME CONHECE

Este é o título do ensaio da Dra. Kate Rowland, publicado na revista médica inglesa *Lancet*, em 23 de dezembro de 2017. Ganhou o Wakley Prize Essay. A Dra. Rowland trabalha na Rush University, em Chicago, é médica de família e ensina estudantes e residentes.

Ela narra algo que a marcou há mais de 10 anos, quando residente. Um senhor com câncer terminal sussurrou: "Você não me conhece". Ela só compreendeu aos poucos. Ele não se via naquele que estava morrendo. Esse era ele na fase final. Mas também carregava sua história pessoal, familiar, profissional. Sua doutora, que conhecia todos os resultados de exames, tratamentos, equipe multiprofissional que o tratava, deu-se conta de que faltava muito para conhecê-lo. Ele a fez ver isso.

O prêmio foi para esse ensaio porque ele lembra a necessidade de dar atenção à pessoa, além dos motivos que a trazem até nós. Escolheram o que enfatiza como faz bem saber com quem interagimos, com interesse genuíno. Abrange empatia, compaixão, curiosidade, envolvimento no limite da profissão, com ética.

A magnífica incorporação tecnológica que nos abençoa, as inúmeras tarefas burocráticas, a demanda excessiva, tudo nos pressiona a queimar etapas, não escutar o suficiente, não examinar o suficiente. Usamos recursos subsidiários demais. Vi paciente investigar dor no tórax com eletrocardiogramas, RX, dosagens sanguíneas e até cateterismo cardíaco, quando a origem da dor teria sido identificada palpando as articulações das costelas com o esterno. Em outros dois pacientes com *herpes zoster*, a descrição da dor e o exame das lesões na pele permitiram o diagnóstico. Ambas não haviam sido examinadas, um fez até tomografia de tórax e outro RX de coluna e quadris. Se escutados, teriam contado sua dor. No exame da pele, a presença das lesões era reveladora.

A Dra. Kate conta que agora, além de "o que posso fazer por você?", também pergunta "O que eu deveria saber a seu respeito e não sei?". Tenho feito isso em algumas consultas. É comum surgir uma avalanche de informações preciosas.

Publicado em 12/01/2018 em *Zero Hora*.

"PRECISO DE ATENDIMENTO HOJE"

Se alguém liga para seu médico ou consultório e diz isso, eu considero que precisa mesmo. Está sofrendo por algum mal-estar ou por temor de que algo importante faz sentir-se ameaçado. Consultas de rotina não têm essa pressa.

É aí que começa o meu problema. Eu entendo que aceito cuidar da saúde e das doenças das pessoas para atender suas necessidades, que me deram a honra da escolha para ser seu médico. Assim como empresas podem ser voltadas para o produto ou para o cliente, eu me vejo médico de pessoas, e gostaria de poder sempre atender suas necessidades como são percebidas. Eis meu conflito. Em geral tenho a agenda cheia. È muito raro haver disponibilidade para atender no mesmo dia. Mas não é raro pessoas procurarem esse atendimento no mesmo dia.

Como fazer quando alguém liga ou chega ao consultório e diz que precisa hoje? Há quatro possibilidades: 1. alguém avisa que não vai comparecer à consulta agendada, e se pode usar aquele espaço que vagou, no mesmo dia; 2. quando é possível, me disponho a atender antes do primeiro ou após o último agendado; 3. utilizar a emergência de hospital; 4. providenciar atendimento domiciliar.

Uma tarde cheguei ao consultório pontualmente. Havia já na sala de espera um número de pessoas maior que o habitual. Um senhor precisava de uma receita e veio sem agendar, havia o primeiro da agenda, e uma pessoa que viera sem marcar e fazia questão de falar comigo nem que fosse por cinco minutos. A atendente já explicara como estava a agenda (cheia) e marcara uma consulta para a semana seguinte. A pessoa quis mesmo assim esperar uma chance, e cada vez que eu abria a porta para receber o próximo ou me despedir de quem saía, via aquela face pacientemente me olhando. Só poderíamos falar no fim da tarde, sob pena de, antecipando, atrasar toda a lista de quem estava agendado. No meio da tarde fui avisado que o próximo avisou que não poderia vir, e eu pude então atender essa pessoa: estava muito preocupada com um fato ocorrido três dias antes, e seus receios exigiam que me visse sem mais demora.

Quando se é médico de pessoas, buscando um padrão de qualidade no serviço prestado, não há atalhos. Tenho dito que a palavra *encaixe* me provoca mal-estar, pois se alguém precisa de meus serviços, encaixe daria a impressão de algo rápido, improvisado, espremido entre consultas. Isso eu não faço.

Os graus de gravidade e urgência dos atendimentos são muito variáveis. Muitas consultas ocorrem para revisões periódicas, com o fim de identificar ou acompanhar fatores de risco que se trabalha para reduzir ou eliminar. Há acompanhamento de doenças crônicas, que estão estabilizadas e demandam revisões periódicas. Essas são as consultas eletivas. Mas quando alguém está com febre, dor, pressão alta, e tantas outras coisas que levam alguém a precisar de seu médico sem demora, isso preocupa.

Lembro-me do Professor Rubens Maciel dizendo para nós, terceiranistas da faculdade, que em medicina não há meio-termo, ou se morre de sede ou se morre afogado. Pensei comigo mesmo que eu iria ser um dos afogados. E até agora continua assim. Não acho ruim. Gosto.

Mas sofro cada vez que alguém diz que precisa ser visto por mim e eu estou com a agenda cheia. Tento achar soluções dentro das possibilidades. Mas sei que muitas vezes frustro quem confiou em mim a ponto de entregar-me seus cuidados de saúde. E me frustro junto.

Publicado em 27/05/2016 no *blog* da FIRS.

ENCAIXE NAS CONSULTAS

A palavra *encaixe* é usada para dizer que uma pessoa será atendida em consultório ou clínica quando as agendas já estão sem vagas. Eu não gosto do termo; parece que o atendimento vai ser entre duas consultas ou num intervalo. Minha sensação é de que o encaixe representa algo rápido, consulta expressa. Não consigo esconder o desgosto quando alguém me pede encaixe; algumas pessoas percebem e se desculpam. Explico que não vou desculpá-las, pois nem as culpei... O desconforto é com a ideia do encaixe, não com quem pede. Tem que haver tempo suficiente para cada atendimento.

Não se pode abrir mão da consulta médica; ela não foi abolida. Ninguém provou que há algo melhor para substituí-la. Se a agenda está lotada, pode-se fazer a consulta antes do horário ou depois. Isso é uma consulta extra. E é uma consulta...

Por que isso? Rabugice? Purismo? Rigidez? Nada disso. A boa medicina começa no contato entre seres humanos, a pessoa e o médico. Uma minuciosa coleta de dados, interessada e repleta de curiosidade, orienta o raciocínio clínico. Depois vem o exame físico. O que se encontra presente ou ausente soma-se à história obtida, vai orientar o plano diagnóstico, muitas vezes já algum tratamento. Os novos recursos que a medicina incorpora são úteis para se atingir o melhor resultado para cada um. Seu uso precipitado, atalhos, pode levar a procedimentos vãos, desnecessários, até danosos. Irradiações, alergias e muitos riscos e efeitos colaterais podem ser evitados. Protocolos, diretrizes, rotinas, exames subsidiários são instrumentos úteis depois que se colhem os dados iniciais.

É preciso manter como objetivo principal a prática da melhor medicina. A crise na saúde pública, a escassez e o racionamento de recursos na saúde suplementar, nada deve baixar nosso nível de exigência. Pelo contrário, nossa obrigação é perseguir elevados padrões de qualidade sempre.

Escrevi este artigo por sugestão de cliente que pediu um *encaixezinho* e foi atendido depois do último agendado naquele dia. Ele entendeu.

Publicado em 27/11/2015 no *blog* da FIRS.

QUE MÉDICO VOCÊ QUER TER?

Recém-saído da residência médica, plantão na unidade coronariana da Cardioclínica, encontrei, internado, recuperando-se de um infarto do miocárdio, um amigo do meu pai. Lá pelas tantas, ele me disse: "O médico do teu pai é o Dr. A, não é? Eu jamais poderia me tratar com ele; ele explica demais. O meu é o B, que não explica muito e faz o que é preciso..." Eu fiquei desconcertado: os dois médicos que ele citava eram ícones na formação da identidade do médico que eu começava a ser. Aprendi ali que não há um médico que sirva para todos os pacientes, nem paciente que possa beneficiar-se de todos os médicos.

Há algumas décadas o Dr. Marcelino Poli escreveu um artigo memorável, no qual descrevia sua sensível percepção crítica de uma mudança no cenário das relações entre médicos e pacientes: a disseminação de planos e seguros de saúde levavam ao surgimento de um triangulo. Surgia uma terceira parte, que era o agente pagador, ou seja, o cliente com seu plano de saúde; o médico que atende clientes de planos, na maior parte das vezes, recebe seus honorários da terceira parte. Será que as pessoas querem ser clientes da Seguradora X ou do Plano de Saúde Y, da Ortopedia do Hospital W ou da Pediatria do Z, ou querem continuar tendo o seu médico, mesmo com a terceira parte interveniente? Queremos ter um médico do Plano ou queremos nos tratar com a Dra. L, que atende beneficiários do Plano?

Uma pesquisa singela publicada no *Archives of Internal Medicine* de 11 de julho de 2007, conduzida na Universidade Northwestern, de Chicago, revelou alguns achados interessantes. Baseou-se no fato de que os oito segundos iniciais de um primeiro encontro estabelecem as bases da impressão que vai ficar registrada. Pesquisaram o que ocorre nesse curto lapso de tempo. A imensa maioria dos pacientes queria que houvesse aperto de mãos, ser chamada pelo seu próprio nome e saber o nome do médico. Uma informação obtida na pesquisa por filmagem de primeiros encontros médico-paciente foi de que em 17% não houve aperto de mãos e em 50,4% médicos não mencionaram o nome do paciente em nenhum momento.

Não é incomum em consultas médicas relatos de eventos importantes de saúde ou doença em que a pessoa não sabe o nome do médico que a tratou.

A resposta à pergunta contida no título é que as pessoas continuam, na sua maioria, querendo ter um médico que as acompanhe, que as conheça pelo nome, identifique os fatos pertinentes de sua vida. Preferem saber que seu médico está disponível quando necessário, ou terá como ajudá-las indicando o caminho das soluções, se estiverem fora de sua competência. Esperam que ele esteja sempre atualizado, mantenha as qualidades técnicas e éticas inerentes ao exercício da medicina com empatia. E que tenha um olhar integrador de corpo e mente. Os valores únicos que qualificam as ações terapêuticas não serão substituídos com facilidade. Ainda que neste novo contexto, as pessoas continuem buscando, na sua maioria, vincular-se a um médico, mesmo sendo o médico da instituição. Não creio que a relação médico-paciente poderá ser substituída pela relação instituição-paciente.

Publicado em 15/03/2008 em *Zero Hora*.

PARA INGLÊS VER

Algumas pessoas chegam à consulta contando que ultimamente passaram a fazer mais exercícios, ou a cuidar da dieta e do peso, a tomar os remédios com mais regularidade. Demoram mais para consultar porque querem melhorar resultados nos exames, no peso, em parâmetros a serem examinados. Acho que é algo intrigante, engraçado e inocente. Sorrio e conversamos sobre isso. Então, as mudanças sugeridas são para mim? Para mostrar na consulta? Minhas recomendações visam a que sejam adotados hábitos para toda a vida. Há valor nas mudanças duráveis, as que passam a pertencer à pessoa. Fazer coisas apenas para mostrar numa consulta não tem valor para quem mostra se não se tornaram suas e sustentáveis.

Pensei nisso ao ver instituições que se submetem a programas de certificação como ISO e outros. Preparam-se para as verificações. Isso me surpreende como os que se preparam para consultar. A mim parece que as verificações deveriam ocorrer sem preparação, refletir o dia a dia, para que esses selos reconheçam qualidades permanentes. Certificados de adequação dos processos deveriam ser atestados de um filme do cotidiano, características próprias e estáveis. Fotos de um momento podem ser preparadas, o funcionamento da rotina, o estado permanente, isso é visível em todos os momentos.

As pessoas, como as instituições, podem se aperfeiçoar, progredir, melhorar continuamente. Responsabilizar outros pela cobrança é uma forma de se isentar da busca do que lhes trará os melhores resultados.

Conversava com um colega sobre este comportamento e ele me mostrou que me entendera ao dizer simplesmente: "É para inglês ver". Vi que ali estava o título para este texto.

Gostaria que pacientes e instituições adotassem os cuidados duradouros para alcançar excelência, não para mostrar a outros. Em *Um violinista no telhado,* Tevye, o leiteiro, diz que, se fosse um homem rico, teria uma casa com três escadas, uma para subir, uma para descer, uma para mostrar...

Não seria suficiente uma boa escada para subir e descer e até mostrar? As boas qualidades mostram-se por si mesmas.

Publicado em 24/09/2014 em *Zero Hora.*

POR QUE A GENTE VAI CONSULTAR COM UM MÉDICO?

Os motivos que nos levam a consultar médicos costumam ser óbvios. Estou sentindo ou notando algo comigo que não considero normal; quero que alguém capacitado me veja, ouça, examine, utilize os recursos que sua competência indica para esclarecer e me livrar daquele mal. Outras vezes é o exame periódico, desde as crianças em puericultura, as mulheres para prevenção de câncer, acompanhar tratamento de doenças crônicas, identificar para remover fatores de risco, prevenção de doenças através do exame periódico de saúde, orientação para um melhor estilo de vida.

Muitas vezes reviso as anotações do próximo que vou atender no consultório e vejo que não seria a época programada para a consulta. Quando a pessoa entra, se o clima permite, pergunto, brincando, se veio por alguma razão especial ou se foi só para matar saudades. É muito raro que alguém admita, mas pessoas sentem saudades de seu médico, precisam encontrá-lo. Aprendi com o Dr. William Shlaes, que era gastroenterologista e psiquiatra, professor em Chicago. Ele dizia que para se sentirem aceitas pelo médico as pessoas em geral acreditam que devem apresentar-se com queixas. Sem elas o médico não lhes dará importância. Muitas vezes essas queixas, que são como um ingresso, não são tão importantes como o desejo puro e simples de estar com seu médico. A natureza das relações de pacientes e médicos, com a carga de afeto que contêm, pode estar encoberta por queixas objetivas. São cinzas sobre brasas. Tais encontros podem servir para assegurar que tudo vai bem, compartilhar alguma preocupação emocional, temor de ameaças inconscientes, situações tensas, familiares ou no trabalho, uma lista infindável de causas possíveis. Quem consulta nem sabe que existe, ou sabe e não sente no médico abertura para poder falar logo e abertamente.

Uma professora aposentada que eu atendia um dia disse: "Sabe, nestes quinze anos em que eu consulto aqui, nunca fiz o que o senhor me disse para fazer. Eu saía da consulta curada e não precisava fazer mais nada."

Fiquei atônito, e depois encantado com a descoberta. Aconteciam duas consultas quando ela me visitava, uma objetiva, em que eu tentava lidar com suas queixas, e outra contida no relacionamento e no que ela depositava naqueles encontros, que a aliviava. Não é mágica a consulta médica? A consulta envolve o encontro de dois ou mais seres humanos. A troca emocional que ocorre é poderosa. Pode fazer bem como pode prejudicar. É muito maior do que o encontro de alguém com um técnico de cujos conhecimentos precisa para resolver problemas.

Numa consulta recente uma pessoa de idade avançada veio acompanhada de um filho. Conversamos sobre temores que sentia de coisas que poderiam lhe acontecer. Depois, já durante o exame físico, chorou suavemente e, sorrindo, disse: "Me emociona estar aqui com o senhor, me faz bem".

Shlaes me ensinou a ouvir e aceitar, tratar de entender mais do que a queixa verbalizada. Ele era craque em fazer o interlocutor se sentir aceito e valorizado no que dizia. Sempre que estive com ele saí com um sentimento bom. Imagino como seus pacientes e alunos se sentiam. Foi um exemplo e modelo de médico e pessoa. Quisera ser como ele!

Publicado em 02/04/2016 no *blog* da FIRS.

COM QUEM VOCÊ QUER CONSULTAR?

É desejável, embora nem sempre ocorra, que instituições e profissionais de saúde busquem sempre o melhor resultado para seus clientes e pacientes.

Foi lançado em 2008 o livro *Lições de Gestão da Clínica Mayo*. Há tradução no Brasil. Os autores Berry e Seltman revelam práticas que levaram a Mayo a crescer por mais de um século. Tornou-se legenda nos Estados Unidos e no mundo. Começou no Estado rural de Minnesota, e hoje tem ramificações na Flórida e no Arizona.

O livro aponta as razões do sucesso: 1. permanente busca do ideal de serviço e não de lucro; 2. permanente preocupação primária e sincera com o cuidado e bem-estar de cada paciente, individualmente; 3. permanente interesse de cada componente no progresso profissional de cada um dos outros componentes; 4. disposição para mudar em resposta a mudanças nas necessidades da sociedade; 5. permanente esforço em direção à excelência em cada ação realizada; e 6. permanente condução de todos os assuntos com integridade absoluta. No capítulo "Praticando medicina direcionada", descreve um sistema voltado aos problemas do paciente, de forma eficiente e ágil. A eficiência da Clínica Mayo funciona como um organismo integrado. Lá, trabalhar em equipe não é opcional: faz parte.

Em março de 2009, cinquenta dirigentes de hospitais de Porto Alegre assistiram ao Curso de Gestão de Corpo Clínico, ministrado pelo Hospital Albert Einstein, de São Paulo. Cinco dirigentes do Einstein mostraram como se relacionam com seus médicos, a quem consideram patrimônio inestimável. Buscam ter médicos vinculados ao hospital para garantir continuidade, eficiência e segurança no cuidado dos pacientes, e um grupo de médicos que atendem em seus consultórios e concentram sua atividade hospitalar no Einstein, funcionando como rede de captação. Não pretendem ter pacientes institucionais, e sim reforçar laços com os médicos que trazem seus clientes para o hospital. O que há de novo? A novidade é a manutenção dos princípios universais e permanentes do exercício da medicina. Tecnologia complexa e seu custo jogou em campos opostos pacientes, médicos, hospitais, serviços diagnósticos, planos de saúde. A novidade será, como diz Claudio Lottenberg, Presidente do Einstein, ultrapassar a fase da disputa para um novo relacionamento simbiótico de todos os atores desse cenário. Entender as necessidades das pessoas e juntos construírem um sistema de alta eficiência pelo melhor custo. Assim poderão manter-se viáveis. Bernard Lown diz no livro *A Arte Perdida de Curar*: "Para que haja parceria em medicina, o sócio principal tem que ser o paciente, que não deve ser impedido de pronunciar a palavra decisiva, a última palavra".

Escrito em 2009

"VAMOS CONVERSAR, DOUTOR?"

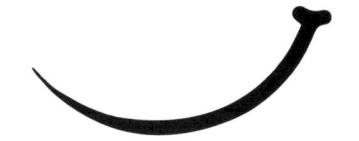

Com este título, uma revista italiana publicou, em 2011, matéria na seção de ciência sobre a relação médico-paciente. Foi o atento Alfredo Fedrizzi quem me enviou o recorte. O texto começa afirmando que o jargão técnico e expedito, visitas velozes e soluções cercadas de alta tecnologia deixam os doentes sem respostas, gasta-se mais, cura-se menos.

O resultado de uma pesquisa publicada em revista médica americana mostrou que em média transcorreram 18 segundos da consulta até o médico interromper a narrativa e começar a dirigir a entrevista com perguntas.

Outra revista médica inglesa revelou que em regiões onde há mais exames subsidiários e intervenções vive-se menos do que em outras onde intervenções diagnósticas, terapêuticas, procedimentos e remédios são racionados.

Fala-se em *slow medicine,* uma medicina sem pressa, que dispensa tempo ao paciente para expressar suas queixas e temores, únicos para ele. Não importa se já leu e ouviu experiências de outras pessoas, o que sente e fantasia é original. Como não importa se o médico que o atende já viu dezenas de "casos iguais". Para o indivíduo, é novo. Se for ouvido e compreendido, poderá receber abordagem específica e individualizada, planos de acordo com suas características.

A medicina baseada em evidências torna viáveis decisões médicas com sólida comprovação em pesquisas científicas. Isso proporciona segurança para melhores práticas em cada situação. A doutora Rita Charon, da Universidade da Columbia, em Nova York, propõe a medicina baseada em narrativa, que não substitui a baseada em evidências; soma-se a ela. Não se trata tão somente de escutar, mas é preciso integrar capacidades culturais e intelectuais para ouvir e entender o que cada um diz. Esse conjunto de dados fornece informação preciosa, tanto quanto os números e relatórios dos exames obtidos das pessoas. Falta de tempo para ouvir pode levar a mais exames e intervenções, como se estes pudessem substituir uma boa entrevista. Não se trata de conversas intermináveis, meia hora de consulta pode ser o tempo suficiente para expressar fatos e sentimentos. Um paciente contou o motivo pelo qual gostou de atendimento domiciliar que recebeu: "O médico chegou, largou a maleta e sentou como quem veio para ficar". Sentiu o médico disponível para as suas necessidades.

Essa preocupação poderia parecer supérflua no momento, com nosso sistema de saúde pedindo socorro. Pois eu penso que é por isso mesmo que não podemos esquecer os princípios fundamentais para o melhor exercício da medicina humana e de qualidade. Médicos não podem abrir mão do contato pessoal e sensível com seus pacientes.

Publicado em 08/06/2012 em *Zero Hora*.

COMUNICANDO-SE COM O SEU MÉDICO

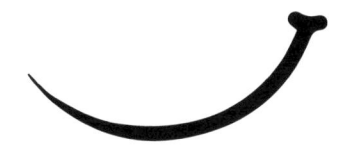

Quando me tornei médico, há mais de quarenta anos, as pessoas sabiam que falar com seu médico nem sempre era possível instantaneamente, e esperavam. Deixavam recado no consultório ou em casa. E o médico ligava de volta quando recebia o recado. E isso podia ser muitas horas depois.

Alguns de nós passamos a usar uma novidade, a secretária eletrônica. Foi um progresso; podiam deixar recado gravado a qualquer hora. Surgiram depois essas secretárias acrescidas de controle remoto; através de uma ligação telefônica podíamos ouvir nossos recados à distância. Dependia-se de ter acesso a um telefone. O *bip* foi um novo avanço; tocava onde estivéssemos, desde que em área de cobertura. Conseguir um telefone nem sempre era fácil (só havia fixos…). Ligar para a central para saber o recado e depois ligar para quem o enviara, era o que havia. Vieram *bips* que já mostravam na tela o número de telefone de quem queria falar conosco. Havia disparos falsos do *bip*; saí do cinema algumas vezes para saber da central que não havia mensagem nenhuma…

O celular tornou possível o contato instantâneo e permanente. Quando decidi que iria ter um, passei a ter a dádiva de poder ser encontrado sempre. No início só informei o número a meus familiares, secretária do consultório e hospitais onde trabalhava. Após algum tempo, notei que alguns se mostravam ofendidos quando eu dizia que não fornecia o número do celular. Percebi que muitos colegas já colocavam seus números à disposição de quem quisesse. Aderi.

Agora sou encontrado por celular, Facebook, SMS, WhatsApp, sei lá o que mais. Posso estar em atendimento, jantando com a família, no cinema, viajando em qualquer lugar, dormindo. E a tolerância a eventuais demoras é mínima. "Eu liguei e tu não me atendeste" é uma frase em tom de queixa ou censura que ouço muitas vezes. A expectativa é de disponibilidade 24/7, todos os dias, o dia todo. Recebo fotografia para ver alterações na pele, resultados de exames, seus laudos e relatórios. O Conselho Federal de Medicina balizou os limites do que pode ser feito por meios eletrônicos. Eu sempre prefiro ver e examinar pessoalmente; a informação que se obtém é mais ampla e completa. No consultório é ideal; é lá que disponho das informações completas de cada um.

O fato é que comunicação e acesso se ampliaram de forma extraordinária. Não podemos nos deixar seduzir pelo novo e fácil e perder a acuidade que o processo médico exige. Não se aceitam atalhos. Muitas vezes é arriscado fazer o tipo de atendimento que essas facilidades parecem oferecer.

É comum tratar-se de contatos breves e de esclarecimento, que não chegam a configurar consulta médica.

É curioso notar que poucas pessoas consideram, quando há atendimento, que isso é trabalho. Lembro de exceções: em duas ocasiões pacientes que eu pude atender e ajudar na solução de problemas através do telefone exigiram pagar. Houve uma madrugada em que fui despertado pelo telefone celular, ouvi a história, vi as fotos que me enviaram, consultei meus recursos de informação, orientei o tratamento de uma doença. A pessoa estava em outra cidade. Foi uma hora nesse trabalho. Quando veio ao meu consultório e eu informei que aquele atendimento à distância seria cobrado, pagou, mas manifestou estranheza. É um desafio botar valor neste tipo de trabalho. Mas é trabalho. E trabalho se paga... Ou não?

Publicado em 26/03/2016 no *blog* da FIRS.

MINHA MÃE E OS EXAMES

Ela morreu em 2013, já perto de completar 99 anos. Sempre consultou muito os médicos, e aderia a tudo que recomendavam. Lá pelos 80 anos tinha um clínico a quem adorava, mas me disse que queria trocar. Quis que eu indicasse outro; perguntou a respeito de um ótimo colega, com o qual várias de suas amigas faziam acompanhamento de saúde. Aprovei-o. Ela consultou com ele na época de sua nova revisão, que pediu muitos exames. Ela fez todos e ele não mudou muito o tratamento. Seis meses depois, na nova revisão, ele voltou a pedir muitos exames, vários que já fizera seis meses antes, alguns de imagem. Ele era um intensivista, médico de UTI. Mantinha na prática clínica do consultório o mesmo método de trabalho da UTI, onde as situações muito dinâmicas exigem monitoramento através de exames variados e frequentes. Depois dessa segunda consulta, ela me disse que queria trocar de novo, pois não gostaria de voltar a fazer TANTOS exames. Devo ter mostrado alguma impaciência; sugeri que voltasse ao anterior, e ela se disse constrangida. Indiquei-lhe o meu clínico, e ela ficou sob seus cuidados por vários anos. Trocou outra vez quando precisou e ele não estava na cidade. Passou a ser paciente de um clínico, intensivista também, que consegue distinguir o tipo de prática da UTI com a do consultório. Ficou com ele até o fim.

Por que conto isso? Porque há pacientes que gostam e se sentem protegidos fazendo exames em profusão, mesmo que não sejam úteis. Há médicos para eles. E há outros que preferem menos, e há os que preferem nenhum exame. Também há médicos para estes...

Lembrei-me disso depois de publicar o artigo onde comentei a soberania da clínica e a utilidade dos exames para subsidiar diagnósticos. Contaram-me dois casos desde então. Um foi de um paciente que foi ao segundo pneumologista depois que o primeiro solicitara todos os exames que se podem fazer para investigar falta de ar. Concluíu que não havia nada errado. Mas a queixa persistia, e o paciente foi ouvir outro. Este, de posse de todos aqueles exames, aprofundou a história do sintoma e descobriu que o que havia era um soluço (espasmo de diafragma) quando aquela pessoa ingeria certos tipos de pimenta. Removidas essas pimentas da dieta, o sintoma sumiu. Bastou colher uma história muito minuciosa...

Outro caso foi de sintomas de cabeça e audição, em que a ressonância magnética de crânio identificou uma única alteração: tampão de cera no ouvido. Médico de ouvido acionado, tampão removido, os sintomas desapareceram. Exame dos ouvidos teria evitado a ressonância.

Continuo batendo nesta tecla: exames subsidiários são necessários para complementar. Não substituem história e exame físico. Minha mãe sabia disso.

Publicado em 18/12/2015 no *blog* da FIRS.

E PRECISA TANTOS EXAMES?

Fico surpreendido muitas vezes pela quantidade de exames que as pessoas trazem à consulta. São úteis e necessários? Todos?

Em medicina o diagnóstico é obtido pela coleta de uma minuciosa história das queixas e dos sintomas, histórico de hábitos e doenças da pessoa e de sua família, seu perfil psicossocial. Para ser bem feito é indispensável que o médico tenha disponibilidade, interesse, curiosidade, atenção, além de conhecimentos, é claro. O exame físico aproxima mais de uma conclusão, orienta o raciocínio clínico, ajuda a decidir que exames podem ser úteis para entender o caso específico de cada pessoa. Pedir *todos* pode levar o médico a se esconder atrás da montanha de exames, como se eles resolvessem o desafio de diagnosticar. Só que não é assim.

Há na literatura médica críticas ao excesso. Trabalhos mostram que se usam procedimentos que nunca tiveram eficácia demonstrada. Outros apontam condutas que já foram de uso comum e tiveram comprovada sua futilidade ou até desvantagem, e mesmo assim ainda se utilizam. Por exemplo, sinusite aguda: foi demonstrado que o diagnóstico se faz pela soma de alguns critérios baseados em sintomas e achados no exame físico. Foi eliminada a necessidade de radiografia e tomografia. Mas ainda se vê gente com esta doença fazendo tais exames. Por outro lado, um exemplo em que se incorporou rapidamente uma mudança radical foi na suplementação de hormônios em mulheres pós-menopáusicas: era generalizada, foi comprovado que havia desvantagens, e em pouco tempo o seu uso caiu a um pequeno número com indicação pelos novos critérios. É preciso lembrar que exames de imagem em radiologia e medicina nuclear submetem pessoas a quantidades de radiação por vezes grandes e cumulativas. Se o exame é desnecessário, irradia-se a pessoa sem que ela se beneficie. Alguém escreveu que estamos criando uma população cujo perfil de risco se assemelha aos que foram irradiados por explosões atômicas, tal a quantidade de radiação a que são expostos em exames repetidos. Isso aumenta o risco de alguns tipos de câncer. Ao invés de prevenir, estaríamos aumentando a chance de ocorrerem danos. Há exames cujos resultados geram novas investigações que podem levar a riscos desnecessários.

Nós procuramos escolher médicos para cuidar de nós por competência e confiança. Os bons médicos também confiam em sua habilidade para colher dados tão completos quanto possível. Aí os exames serão subsidiários, não substitutos da prática clínica. Para isso é preciso tempo e competência. Exigir consultas rápidas (incompletas / inconclusivas) pode levar a exames demais, com aumento de custos e riscos.

Publicado em 11/12/2015 no *blog* da FIRS.

PARTE VI

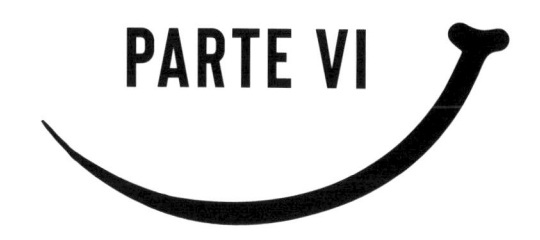

MEDICINA DA MENTE E DO CORPO

Este é o nome de um curso ministrado pela Faculdade de Medicina da Harvard, em Boston, entre 5 e 8 de novembro de 2015. No subtítulo diz: Nova ciência e melhores práticas para ir ao encontro dos desafios da saúde pública.

Nas justificativas, informam que está provado que 60% das visitas de pessoas a médicos se devem a condições relacionadas ao *stress*. O programa do curso descreve maneiras de identificá-las, doenças, órgãos e sistemas mais afetados, como ajudar a desenvolver maior resiliência diante das tensões na vida de cada um.

Isso reflete uma movimentação de volta do pêndulo da medicina e dos sistemas de saúde. Fomos ao limite da adoração ao uso da tecnologia? Será hora de voltarmos à *Arte Perdida de Curar* de que falou Bernard Lown? Pensou-se que os avanços em tecnologia de diagnóstico e tratamento poderiam eliminar a dimensão humana dos cuidados de saúde. Centros de referência sofisticados passaram a ser vistos como ideais. Lá nada escaparia, tudo seria descoberto e curado. E a pessoa? Não importa. Sendo altamente tecnológico, tudo vai dar certo. Muitos acreditaram nisso...

Agora é a Harvard dizendo que tem que mudar. Temos que buscar soluções no melhor entendimento e manejo do ser humano e suas vicissitudes. Vamos voltar ao contato do médico que escuta e da pessoa que fala, sente-se aceita, valorizada em seus problemas, importante pelo que tem a contar. Depois vem o centro de referência, os especialistas e as altas tecnologias, para serem usados quando necessário, não ao invés do necessário. Tudo começa no contato entre quem sofre e procura ajuda e o médico e uma equipe, interessados e acolhedores.

No Brasil ainda estamos em busca de mais recursos, mais tecnologia, importando médicos que não revalidaram o diploma, não falam bem o idioma e pertencem a culturas estranhas às da nossa população. A Harvard já está voltando para o caminho da humanização do exercício da medicina, do melhor vínculo entre pessoas, seus médicos e equipes de saúde. Mente sã em corpo são pode estar voltando à moda. Vamos chegar lá?

Publicado em 04/11/2015 no *blog* da FIRS.

ELIMINAR BARREIRAS

Meu primeiro consultório foi na subida da Rua dos Andradas, a antiga Rua da Praia. Havia uma poltrona em que eu me sentava, uma mesa grande e no outro lado duas poltronas, onde sentavam a pessoa que consultava e eventual acompanhante. Eu já não usava avental nas consultas; atenção aos aspectos emocionais envolvidos no encontro de pessoas com o médico me levavam a reduzir as marcas da distância que separa paciente do médico. Além do curso de Medicina, frequentei cursos e grupos de estudos voltados ao aprendizado desses aspectos. Alguns eventos na fase inicial do consultório ficaram em minha memória, marcaram minha atuação como médico de pessoas. Um paciente me reclamou que eu deveria trocar as poltronas no ambiente da consulta. Minha poltrona era mais alta do que a de pacientes e acompanhantes. Isso faria com que as pessoas se sentissem inferiorizadas diante do médico. Levantei da poltrona, conduzi-a sobre suas rodas até o outro lado da mesa e a aproximei das do paciente: ambas tinham exatamente a mesma altura. A sensação de inferioridade era subjetiva de quem reclamara; a condição regressiva de quem consulta o fazia sentir-se abaixo do médico. A observação traduzia um sentimento, não uma realidade...

A outra experiência fez mudar. Foi na visita do amigo, o médico Alberto Abuchaim, que estava vivendo no Rio de Janeiro para fazer sua formação analítica. Numa visita a Porto Alegre, foi conhecer meu novo consultório. Contei o episódio da altura das poltronas. Fez uma sugestão: que retirasse a mesa que se interpunha entre os pacientes e eu, colocando-a contra a parede. Assim eu podia me voltar tanto ao paciente como à mesa sem que nada físico se interpusesse. As outras barreiras ficariam por conta da cabeça de cada um... Adotei logo essa configuração e a mantenho até hoje. Nas vezes em que mudei de consultório, levei o modelo comigo. Anos depois, o Hospital Moinhos de Vento inaugurou a área reservada ao Serviço de Cardiologia. Após o evento inaugural, houve um convite aos presentes para que visitassem as novas instalações. Ao chegar a um dos consultórios, encontrei uma dirigente mostrando com orgulho que um deles fora concebido para ser experimental, a mesa não ficaria entre médico e paciente, mas colocada contra a parede, e o médico e o paciente estariam frente a frente, sem obstáculos. A Dra. Nadine Clausell, presente no mesmo grupo de visitação, disse: "Bernardete, no consultório do Flavio Kanter é assim há muito tempo". A Diretora fez um comentário: "Então isso não é novidade, mas aqui é..." Eu sorri com minha habitual humildade, e a visita prosseguiu.

    Não sei se aquele consultório experimental foi multiplicado ou extinto. O meu continua do mesmo jeito.

Publicado em 24/03/2017 no *blog* da FIRS.

SENTIR DOR PODE?

Tenho o hábito de recolher fragmentos de conversas em caminhadas, elevadores, corredores, pela vida. Fico pensando, algumas vezes imagino uma história ou possíveis histórias no entorno do fragmento que recolhi. Por vezes faço algum comentário, quando em ambiente fechado. Algumas vezes me arrependo…
Andava em um hospital e passei por um posto de enfermagem / sala de prescrição. Só de passagem, pois me dirigia a outro lugar. Não pude deixar de ouvir a conversa de dois médicos jovens, promissores expoentes na vida acadêmica local. Do alto daquela arrogância e superioridade sobre os mortais – eles ainda não atingiram a humildade, se é que lá chegarão –, imagine só o que ouvi: "Ele e os familiares só se preocupam com a dor, só querem falar em tirar a dor…". O outro, mantendo o tom, continuou: "Pois é, eles não entendem que nós estamos trabalhando para chegar à cura lá na frente, que isso é o que importa…" Quem conhece a minha natureza pode imaginar o esforço que tive que fazer para não parar e fazer uma breve preleção. Como é que é, cara pálida? Eles não dão bola para o trabalho que vai levar à cura, só querem que a gente tire a dor? E eles é que estão errados?
Será que não ensinam mais na faculdade, como antes, que "sedare dolorem divinum est"? Assim mesmo, em latim. Sedar a dor é divino! Chegar ao diagnóstico e cura é só o que interessa? Conforto é só para os que já não têm mais esperança, desistimos de tudo o mais, e nos conformamos em só garantir conforto e uma morte digna? Se vamos curar, por que tanto foco na dor?

Pois quero dizer que a empatia não foi suspensa nem expulsa. Antes de buscar a causa e a eliminação do que está fazendo sofrer, temos que nos botar dentro da pele de quem estamos atendendo, procurar sentir o que pacientes e familiares sentem, oferecer a melhor solução ao nosso alcance. Ninguém pode sentir o sofrimento do outro, nem absorvê-lo. Quem sofre está só em sua dor. O que cabe a nós é tentar diminuir essa solidão, mostrando que ouvimos, entendemos, estamos solidários, buscamos alívio. Descobrir a causa, removê-la, buscar a cura, sim, são indispensáveis. A ciência e tecnologia, com a informação acessível como nunca antes, enriqueceram as possibilidades de se chegar a melhores e mais rápidos desfechos favoráveis.

Mas, enquanto isso, os valores eternos dos cuidados médicos não foram revogados nem fatiados. Nós é que precisamos entender, saber, praticar o que o paciente e seus familiares esperam de nós. Talvez assim eles também nos entendam e possamos navegar juntos até mares mais calmos e ensolarados.

Publicado em 16/09/2016 no *blog* da FIRS.

UMA FERRARI PARA TODOS?

Quando alguém vai comprar carro, geladeira, lugar para morar, comida para o jantar, seja lá o que for, verifica o que precisa e o que pode obter com os recursos de que dispõe. Raros compram um carro da Ferrari.

Em saúde e doença não é bem assim. Se há uma nova droga que oferece resultados pouco superiores, médicos e pacientes querem a mais *top*, mesmo que o mais seja muito pouco mais, mesmo que o preço seja muito mais. Isso vale para exames e procedimentos terapêuticos. Alguém acha que poderia ser diferente?

Os planos e sistemas públicos de saúde lidam com custos sempre crescentes, insuportáveis. Sociedades de especialidade americanas lançaram há alguns anos o programa Escolhendo com Sabedoria, onde são enumerados procedimentos desnecessários ou que podem ser substituídos por outros de menor custo com eficácia equivalente. A adesão tem sido baixa.

No *New England Journal of Medicine* de 31 de março de 2016 há um artigo na seção Perspectiva, em que o Dr. David Casarett defende que para atingir mais sucesso no programa é preciso superar as *ilusões terapêuticas*. Essa expressão é usada desde 1978 e se refere a inúmeros procedimentos de terapia e diagnóstico, inclusive remédios, aos quais médicos e pacientes atribuem efeitos que não são deles. Diz que se trata do que a psicologia chama de *ilusão do controle*: minha ação foi que produziu aquele resultado. Atribui-se um resultado ao uso de um determinado procedimento, mas isso pode ter ocorrido por acaso. Muitas doenças e sintomas têm curso autolimitado;

melhorariam sem aquela ação, ou melhoraram devido a algum outro fato que ocorreu ao mesmo tempo. Convencidos de que um procedimento gera um resultado, ficamos pouco propensos a duvidar de que o efeito esperado tenha ocorrido por acaso ou por outro fator. Dr. Casarett cita inúmeros exemplos em seu texto. Um deles é o uso de sondas para alimentar pessoas com demência. Perda de apetite é uma característica de estados demenciais avançados. Há recomendação para não usar sondas quando não produziriam resultados. Mas são usadas, e por vezes pacientes que haviam emagrecido recuperam peso. A tendência é atribuir este ganho ao uso da alimentação por sonda. Isso não seria o esperado. Ele recomenda que se analise com cuidado; muitas vezes a resposta se deve ao controle de alguma infecção concomitante, melhora em escaras severas que foram bem controladas. A causa poderia não ter sido o uso da sonda. Há ainda, segundo ele, outros fatores além da crença que nos levam a usar sondas, como pressão familiar, sistemas de avaliação de qualidade, remuneração, necessidade psicológica de fazer algo.

O assunto é complexo, envolve pontos técnicos e científicos, mas também éticos, crenças, emoções, valores morais e financeiros.

A recomendação do autor é que se ensine estudantes, médicos recém-formados em treinamento e os mais antigos, em educação continuada, a olhar criticamente suas ações, questionando o benefício que cada uma vai proporcionar. Lembra que muita pressão para atalhar caminhos, evitando o supérfluo, pode levar a subutilizar recursos úteis disponíveis. Isso seria tão deplorável quanto usar mais do que o necessário.

O caminho é longo. Para atingir o equilíbrio, vai ser preciso muita crítica honesta e corajosa. Bom-senso é indispensável, mas cada um tem o seu... Quando se trata de fazer exames e tratamentos, ninguém se contenta com menos do que o melhor e mais avançado. Há para todos? Quem paga a conta?

Publicado em 08/04/2016 no *blog* da FIRS.

MÉDICO ASSISTENTE OU ESPECTADOR?

Depois da tragédia da boate Kiss, em Santa Maria, foram noticiados muitos atos de solidariedade, pessoas que se arriscaram, algumas morreram socorrendo vítimas. Foram exemplos comoventes de abnegação e desprendimento.

Veja o contraste com o que aconteceu no dia 13 de março de 1964 nos Estados Unidos. Catherine Genovese voltava do trabalho quando foi atacada e esfaqueada até a morte. Surpreendeu, virou assunto de pesquisas, o fato de que ninguém a socorreu, apesar de pelo menos 38 pessoas haverem ouvido seus gritos de socorro ou assistido ao ataque. Essa falta de reação ficou conhecida como síndrome de Genovese, hoje também chamada *efeito espectador*. As pesquisas mostraram que diminui a tendência humana de prestar socorro diante de uma emergência quando há mais gente por perto. Quanto mais gente, maior a tendência de deixar a ação para os outros; a responsabilidade se dilui. Foi constatado que esse efeito é menor quando existe amizade entre os presentes, como entre os jovens de Santa Maria.

Na primeira edição de 2013 do *New England Journal of Medicine*, esta mesma atitude é descrita em serviços de saúde. A multiplicação de especialidades e áreas de atuação médica faz com que vários profissionais trabalhem no caso de um mesmo paciente. É aí que surgem os médicos espectadores. Ocorre que se cada um se dedica a sua área, as ações não se organizam nem integram. Atos de tratamento e diagnóstico são feitos com a visão de cada especialista. Não é raro ouvir a expressão "na minha área, está tudo bem". E, do conjunto, quem cuida?

Muitos pacientes também só contam queixas e mostram exames que acham que são da área do profissional com o qual estão consultando. Elas mesmas tendem a colocar seu médico na posição de espectador.

O médico tem que enxergar a pessoa inteira, em seus aspectos físicos, emocionais, sociais. Aí, sim, haverá médico assistente. O médico espectador não se envolve no conjunto; deixa para os outros.

Por que abordar este assunto? Equipes de saúde precisam ter consciência desse efeito e contar com alguém que as coordene e integre. Os pacientes e suas famílias devem saber quem é o médico assistente, sem perder contato com todos os que participam do atendimento.

Em Santa Maria, uma das causas de tanto empenho deve ter sido o profundo envolvimento entre as pessoas que estavam na festa e com sua comunidade. Muitos fizeram o que podiam, não deixaram para os outros.

Publicado em 07/03/2013 em *Zero Hora*.

INCERTEZA EM MEDICINA

A medicina usa o método indutivo-dedutivo. Juntam-se evidências para construir ou enfraquecer hipóteses. É como os detetives. Dificilmente há certezas, e nem sempre se deixa isso transparecer. A busca do certo ou errado, preto ou branco, passa longe dos tons de cinza que permeiam os dois extremos em medicina.

O *New England Journal of Medicine* de 3 de novembro de 2016 publicou o artigo de Arabella Simpkin e Richard Schwartzstein "Tolerando incerteza – A próxima revolução médica?". Trabalham em escolas e hospitais importantes em Boston. Ponderam que a geração criada em computador, avaliada em testes de múltipla escolha, com uma suposta afirmativa correta e outras erradas, a disponibilidade de protocolos, diretrizes, rotinas, conduz a crer em certezas que não são tão certas assim. Propõem que se ensine a conviver com hipóteses ao invés de diagnósticos, que se tolere e compartilhe mais com os pacientes as informações dinâmicas disponíveis em cada momento. O modelo atual faz com que se busque uma resposta só. Torna-se mais fácil sentar no computador das verdades do que usar tempo ao lado de pacientes, com informações que mudam, evoluem, não cabem na categoria sim ou não. As informações que nos narram, o que encontramos no exame físico, os resultados de exames, nem sempre compõem um bloco inequívoco de dados. Não conseguir conviver com incerteza nesse cenário favorece ocorrência de esgotamentos, escalada de exames, que encarecem, podem confundir em vez de ajudar, geram mais exames, preocupações, procedimentos desnecessários e seus efeitos.

Meu irmão, pneumologista em Chicago, chegou ao hospital e todos os seus residentes estavam numa sala, nos terminais de computador. Perguntou-lhes o que faziam; responderam que estavam vendo os pacientes. Ele ria muito quando me contou; disse a eles que estavam vendo o computador, os pacientes estavam em seus leitos. É mais fácil lidar com a máquina e suas certezas do que manter a relação humana, com informações que mudam, sentimentos. Incertezas e dúvidas se escancaram. A única certeza que temos é a de lidarmos com a incerteza. Mesmo que tudo mude, isso não muda.

Publicado em 25/01/2017 em *Zero Hora*.

MEDICINA DO FUTURO

A medicina é beneficiada por novas tecnologias o tempo todo. Inteligência artificial (IA) em imagem e patologia vai fazer médicos assumirem outras funções. Nos Estados Unidos, ressonância magnética do coração já pode ser interpretada por IA. Os resultados são pelo menos iguais aos alcançados por humanos. Mas o tempo para interpretar é muito menor. Começam pelo coração por ser mais difícil, é um órgão em movimento. Vem mais por aí.

Está surgindo a inovação que pode sacudir os planos de saúde. A Amazon associou-se à Berkshire Hathaway e à JP-Morgan, grandes empresas norte-americanas. Criam um plano de saúde sem fim lucrativo, para reduzir custo. Será oferecido como opção ao seu milhão de colaboradores. O acesso aos serviços usará o sistema da Amazon, fornecendo o mais próximo e adequado, inclusive tratamentos. Não se sabem detalhes, mas o certo é que o modelo atual de saúde está esgotado, vai enfrentar alternativas. No Brasil, Mapfre e Qualicorp preparam um plano que, dizem, será o Uber da saúde. Como a máquina de escrever, a câmera fotográfica, a foto impressa, o táxi e tantas coisas, ou se transformam ou podem desaparecer.

Há quem pense que a medicina, como a conhecemos, vai terminar. Robôs e computadores substituiriam os médicos. Só que isso não vai acontecer. Funções são aprimoradas pela inovação. Novas tecnologias, novos modelos de planos e de assistência estão chegando. Muitos enriquecem e aprimoram o cuidado das pessoas, reduzem riscos. A medicina, com as qualidades praticadas e desenvolvidas por séculos, não desaparece. Quem está ou teme estar doente busca acolhida humana, com empatia, disponibilidade e competência. Procura-se alguém que ouça, entenda, comunique com clareza as respostas, dúvidas, caminhos possíveis. Isso vai continuar. Por mais deslumbrados que fiquemos com tantas novidades úteis, essas características vão permanecer necessárias na medicina do futuro. Os que aplicam tecnologia poderão ser substituídos. Os que a utilizam para cuidar de pessoas, esses seguirão tendo muito a fazer.

Publicado em 22/02/2018 em *Zero Hora*.

MEDICINA DE PRECISÃO

Uma paciente de 90 anos, que acompanho há décadas, induziu sua cuidadora a levá-la a um pronto-atendimento: sentia dor no peito. Estavam sós, e a cuidadora não se animou a mantê-la em casa. Lá disseram que com dor no peito e eletrocardiograma (ECG) levemente alterado, devia ir para a emergência do hospital. Lá entrou no protocolo de dor no peito, com eletrocardiogramas e enzimas no sangue seriados, para comprovar ou excluir presença de infarto do miocárdio. A família, então já informada do que ocorria, avisou-me. Fui à emergência, conversei com o médico de plantão, vi os exames, examinei a paciente e constatei que a dor tinha origem na parede do tórax. O ECG era semelhante aos anteriores, e a primeira série de enzimas fora normal. Essa paciente fora hospitalizada duas vezes nos últimos anos, para cirurgias inevitáveis. Nos dois episódios saiu do seu estado de equilíbrio para um quadro demencial que demandou semanas de atenção de psiquiatra e neurologista para voltar ao estado basal razoável. Eu e sua família estamos convencidos de que o hospital só deve ser utilizado em caso de necessidade absoluta: as alterações indesejáveis no estado neurológico são catastróficas. Conhecendo-a, pude manejar da maneira mais adequada para ela. Aplicação do protocolo prolongaria a permanência, poderia desestabilizá-la.

Outro paciente, médico, nos seus sessentas, colocou *stents* em coronárias por episódio isquêmico. Foi para o CTI para ser observado nas horas seguintes. Pronto para sair, propus que sentasse antes em poltrona, caminhasse, fosse ao banheiro. A técnica de enfermagem correu a informar que os banheiros do CTI estavam interditados para pacientes; tudo teria que ser feito no leito ou junto a ele. Perguntei por quê, não costumava ser assim. Respondeu que era o protocolo. E o porquê do protocolo? Um paciente teve síncope no banheiro. O protocolo indiscriminado define que ninguém internado no CTI irá ao banheiro porque houve um incidente. Então não se poderia mais caminhar, andar de avião, moto, carro, navio, bicicleta, correr... Esse mesmo paciente, na visita seguinte, estava sentado e amarrado à poltrona. Fiquei perplexo. Por quê? Para impedir que levante sozinho; pode ter tontura, desequilíbrio, cair... Mas ESTE paciente não apresentava nenhuma evidência desse risco. Explicaram, a justificativa final, a pedra filosofal, irretorquível, triunfante, definitiva: É O PROTOCOLO. Por ele se trata igualmente um médico lúcido e sem risco identificado, e alguém com anos de doença neurológica ou portador de queda de pressão ao levantar, ou agitado e desorientado... Aquele protocolo não estabelece diferenças. Essa rotina vai contra a recuperação física e emocional. Ao invés de estimular a autonomia, reverter a regressão que a doença causa, faz a pessoa perceber-se dependente e incapaz. É antiterapêutico. E favorece tromboembolismo.

Por essa visão equivocada, deveríamos fechar hospitais, pois é lá que morrem mais pessoas. E antes dos hospitais, as unidades intensivas, pois lá se morre mais do que em qualquer outro lugar; então elas seriam de altíssimo risco... Não entendem que os de risco é que vão para lá? E que o risco e manejo de cada um deve ser estratificado e manejado de acordo com seu perfil?

Médicos e parceiros de trabalho na área da saúde sabem que não há dois iguais. Cada atendimento é único e assim precisa ser conduzido. Padronizar os cuidados transforma em linha de montagem; perde-se a perspectiva do indivíduo (cada um e inteiro) e com isso se perde eficiência e eficácia, aumen-

ta risco e custo. Assim se estimula a doença, retarda a recuperação.
O uso de alguns anticoagulantes exige controle laboratorial frequente e adequação de dose para cada um. Anti-hipertensivos produzem resultados diversos quanto a drogas, doses, associações, efeitos e paraefeitos. Antiarrítmicos, sedativos, ansiolíticos, antidepressivos, quimioterápicos, hormônios, enfim, tratamentos precisam ser individualizados. O anestesista sabe que cada nova anestesia é diferente. É preciso corrigir e adequar doses em pacientes com alteração de função renal e hepática. A escolha de antibióticos, via de administração, dose e sensibilidade, tolerância, alergia, resistência, tudo tem que ser levado em conta para individualizar o uso. Isso não invalida a forte segurança que protocolos, rotinas e diretrizes nos emprestam. O que não podem é se sobrepor ao critério que a equipe de saúde planeja PARA CADA PESSOA. É indispensável saber com quem estamos lidando, na sua integralidade social, emocional, física.

Aplicar um protocolo igual para os desiguais é trágico e envergonha os que buscam o melhor cuidado para cada um. Maltrata, limita a liberdade, humilha pacientes lúcidos e em condição de decidir ou participar das decisões.

Medicina de precisão é a medicina personalizada. Ela é desenhada e planejada para cada um. É sensível e sutil. Não levar em conta as diferenças causa desperdício, investigações e procedimentos desnecessários, alguns fúteis, aumenta riscos. Médicos preparados e vinculados a pessoas, famílias e comunidades, estão atentos na busca da melhor escolha para cada indivíduo.

Publicado em 10/03/2017 no *blog* da FIRS.

O HOSPITAL É QUE SABE?

A *Folha de São Paulo* de 26/12/2016 publicou entrevista com o novo presidente do Hospital Albert Einstein. Diz muitas verdades, como a de que o custo assistencial só deve ser medido abstraindo a ineficácia. Ele abrange desperdício, uso inadequado (excessivo ou desnecessário) de recursos, estímulos por indústria farmacêutica e de insumos, reinternações e reintervenções, que provocam permanência e custos além do necessário. Defende a substituição do modelo de remuneração por serviços prestados pela valorização do desfecho. É o que Michael Porter apregoa. Quem obtiver melhores resultados para o paciente receberá remuneração maior. Para avaliar desfechos, teríamos que padronizar procedimentos, para poder avaliar e comparar.

O Dr. Sidney Klajner, que é médico, olha a saúde como gestor de hospital. Afirma que não há mais espaço para médicos terem soberania sobre as condutas a serem tomadas junto aos pacientes. Defende a padronização de condutas. Quer que todos os pacientes sejam tratados levando em conta as melhores evidências científicas, usando protocolos para os diversos problemas. Grupos médicos multiespecializados e multiprofissionais de diferentes áreas envolvidas passam a ser responsáveis pela elaboração ou escolha de diretrizes e protocolos que serão adotados.

Maimônides disse há 800 anos que o médico deve dispensar uma hora a cada paciente, quinze minutos para examinar e 45 para investigar a alma. Pode não ser uma hora, mas precisa haver tempo para o exame físico e emocional. Os valores do exercício da medicina são clássicos. Foram enriquecidos pelos progressos tecnológicos e científicos. O que se agregou em recursos diagnósticos e de tratamento é imenso e não se pode abrir mão. O que se discute é a ideia de que padronizações, protocolos e rotinas podem substituir o perscrutar da alma. O próprio entendimento do psiquismo enriqueceu com o progresso da medicina. O Dr. Sidney precisa considerar que o entendimento de cada indivíduo pelo seu médico é que vai proporcionar a real e eficaz economia. O uso racional de recursos aplicados ao caso de cada pessoa em conjunção com o médico são únicos e opostos à padronização que estão pensando. Transformar medicina em linha de montagem vai continuar gerando gastos excessivos, procedimentos fúteis, riscos e danos evitáveis.

Espero que o Dr. Sidney e o hospital que está liderando descubram a tempo que os valores eternos da medicina e do judaísmo, voltados ao melhor do ser humano, não podem se perder na sedução da tecnologia impessoal que busca padronizar e tornar igual o que não é. Cada pessoa, sua alma e seu corpo, seus sofrimentos e sua história, ao encontrar seu médico, estabelece uma aliança única que vai gerar o melhor entendimento. É isso que cria resultados eficientes e reduz os custos ao valor necessário.

Publicado em 05/01/2017 no *blog* da FIRS.

SAÚDE SEM DIAGNÓSTICO?

Os resultados do ENEM, a epidemia da dengue, a incidência entre nós do *Acinetobacter* ameaçando enfermos hospitalizados são alguns assuntos que têm merecido atenção por aqui. O ENEM não seria o único critério para avaliar e escolher uma escola. Mas é um início do uso de parâmetros de avaliação publicados para levar-se em conta na hora da escolha. Existe algum mecanismo semelhante quando se quer escolher um recurso de saúde? Pensando em dengue, cidades e estados que conseguem evitar a epidemia por meio das melhores práticas de prevenção merecem respeito. É irônico (ainda que necessário) surgirem heróis no combate à epidemia já em curso, pois ali foi onde falharam o uso e a aplicação dos conhecimentos técnicos para uma efetiva proteção dos habitantes da região.

Ao escolher profissional, plano de saúde, hospital ou serviço de auxílio diagnóstico, que critérios levamos em conta? Temos acesso aos seus respectivos índices de qualidade? Que indicadores usar e como divulgar a informação? Esta é a analogia com o que se iniciou com escolas: publicação de resultados obtidos em cada segmento. Seria oportuno dispor-se de informações organizadas sobre cada serviço e sua eficácia setorial. O *Acinetobacter* existe, não se pode evitar. Mas sabe-se como se tem disseminado, como tem sido seu controle e contenção em cada local?

As pessoas (consumidores e profissionais), os planos de saúde, as autoridades sanitárias, todos precisam saber os resultados de profissionais e instituições, para fazer escolhas, reconhecer valores, procurar (ou evitar) os de melhor (ou pior) resultado.

Seria muito bom que as discussões atuais se baseassem nesses resultados.

Um exemplo: que hospital apresenta a menor mortalidade em cirurgia de revascularização miocárdica, menor tempo de hospitalização, menos infecção cirúrgica, menos dias de UTI, menor índice de reintervenções, a que custo, estes e outros serão elementos para preferir algum hospital para esse tipo de operação. Não dispomos disso, e os critérios para decidir ainda estão baseados em promoção na mídia, simpatias pessoais, informações de casos individuais, muitas vezes sem saber o que importa mesmo. No livro *Repensando a Saúde*, traduzido e publicado no Brasil em 2007, Michael Porter e Elizabeth Teisberg propõem uma mudança – que se adotem critérios para conhecimento geral do *ranking* das instituições de saúde, que passam a competir pela qualidade dos resultados alcançados para seus clientes. E é isso que interessa! Se for criada essa sistemática, os diferentes atores neste cenário, avaliados continuamente, buscarão os melhores técnicos e práticas para se qualificar e angariar mais trabalho. E os compradores dos serviços saberão que prestadores escolher. Da maneira que estamos escolhendo e remunerando atualmente, será que sabemos a qualidade dos serviços que estão sendo prestados a nós?

Publicado 09/06/2008 em *Zero Hora*.

DISPONIBILIDADE FAZ BEM À SAÚDE

Um colega contou que, chegando ao consultório, perguntou a sua atendente, como de hábito: "Tudo bem?" Quando ouviu: "Quase", preocupou-se. Perguntou o que havia, e ela disse que um paciente pedia para ser atendido naquele mesmo dia e que não encontrava na agenda forma de encaixá-lo. Conseguiram encontrar uma solução, e o *quase* tornou-se *bem* de novo. Não é em todos os locais onde há atendimento médico em que é viável encontrar sempre respostas assim empáticas e prontas. Quando é possível, a eficácia do serviço de saúde aumenta. A satisfação também.

Ao ouvir o relato, lembrei de fato que aconteceu comigo. Este ano, perdi algumas oportunidades de me vacinar contra gripes. Muito trabalho e compromissos. Fui deixando para depois. Uma manhã, fui a um posto de saúde. Ao entrar, havia duas funcionárias de avental que me perguntaram o que buscava. Informei que viera pelas vacinas. Deram-me uma senha e avisaram que a fila no interior do prédio dava voltas e que eu me preparasse para uma espera de uma hora. Imagine o tom de voz: era com altos e baixos, como ameaça, nada amistoso, do jeito que eu não gostava de ouvir quando alguma vez escutava falarem com as pessoas nos meus tempos de médico na Secretaria da Saúde. Agradeci e desisti; havia uma paciente esperando em casa por minha visita e atendimento. Dias depois, num sábado à tarde, numa estação do metrô em São Paulo, percebi uma equipe aplicando vacinas da gripe. Fui acolhido no mesmo instante. Em menos de cinco minutos eu já estava vacinado.

Voltei e li nos jornais que no nosso meio a vacinação tem atendido uma fração do número de pessoas esperado. Não sei se em São Paulo estará melhor, mas onde o acesso é fácil, a cobertura deve ser maior.

Periodicamente volta às pautas da nossa imprensa o problema da elevada ausência a consultas com especialistas agendadas pelo SUS. Não será o difícil acesso uma causa desse desperdício? Se 40% dos agendados para consultar não comparecerem, outras tantas pessoas deixarão de utilizar essas consultas. Os tempos de espera crescem. Se fosse possível agendar com brevidade e desburocratizar o acesso, é possível que a perda fosse menor.

Um dos pilares de um sistema de saúde que busca ser resolutivo, eficaz e eficiente, é o acesso fácil e a disponibilidade dos recursos necessários. Sem isso, há perda de tempo precioso na identificação de medidas que podem impedir ou reduzir o impacto de doenças, aliviar seus efeitos, prolongar vidas.

Publicado em 29/05/2010 em *Zero Hora*.

QUEM QUER TROCAR DE MÉDICO?

Surgiu e está consolidada nos Estados Unidos uma nova especialidade médica: medicina hospitalar. Esse novo especialista surge de uma geração de médicos que não quer mais estar à disposição dos pacientes o tempo inteiro. Prefere ser funcionário do hospital, com turno de trabalho definido e integral, com o resto do tempo livre para a vida pessoal e familiar. Mesmo com ganhos reduzidos, a qualidade de vida obtida vem atraindo muitos profissionais jovens, que trabalham com horários definidos, assumindo o cuidado continuado do paciente no período em que está hospitalizado.

"Trabalho de equipe, tempo integral, obediência aos protocolos e proteção permanente ao paciente. Médicos plantonistas e médicos-cometa costumam atender intercorrências. Médico hospitalista evita intercorrências e efeitos adversos. Trata-se de uma brutal diferença de conceito."

"Estimativas demonstram que a atuação do hospitalista pode reduzir o tempo de internação dos pacientes em aproximadamente 12% e os custos do hospital em média em 13%. Isso tudo com ganho de qualidade."

Essas citações representam opiniões que essa nova especialidade desperta. Mas a visão radical de que o clássico médico do paciente ("médico-cometa" ou "médico *pit stop*", denominado pejorativamente por visitar os pacientes uma ou mais vezes ao dia, sem estar o tempo todo presente), como até então se concebe, é menos resolutivo, deixa de considerar os benefícios que uma estruturada relação com o médico contribui para o melhor tratamento e caminho da cura do paciente, sempre que possível.

Na nova modalidade, a condução do processo de diagnóstico e tratamento passa a ser responsabilidade de um médico que o hospital designará para aquele que necessita de cuidados hospitalares. Pretende-se que esse médico seja um líder de equipe, muito atualizado e cumpridor dos protocolos que a instituição adota.

Prefiro considerar que o novo médico hospitalista poderá representar uma inestimável contribuição ao tratamento hospitalar se ele for um acréscimo à equipe de trabalho. Ele enriquecerá o grupo de trabalho e o qualificará, se for mais um profissional a integrar a equipe. No entanto, não me parece proveitoso que esse novo especialista assuma o atendimento no lugar do médico tradicional, que já acompanha a história do paciente.

O Dr. Bernard Lown, cardiologista norte-americano que contribuiu como poucos para o progresso científico em sua área de atuação no século passado, diz no prefácio de seu livro de 1996, *A Arte Perdida de Curar*: "Creio que a séria crise da medicina só em parte se relaciona com os custos crescentes, pois o problema é mais profundo do que o meramente econômico. Para mim, a razão básica é haver a medicina perdido o rumo, senão a alma. Partiu-se o pacto implícito existente entre médico e paciente, consagrado durante milênios."

Publicado em 26/08/2008 em *Zero Hora*.

GROSSURA *OBLIGE*

Uma fábula: Um escorpião pede ao sapo que o transporte na travessia do rio. O sapo recusa, com medo de ser mordido e morrer envenenado. O escorpião garante que não fará isso; se matar o sapo, ambos morrem. No meio do rio, o escorpião morde o sapo, que exclama: me envenenaste; nós dois vamos morrer. Resposta do escorpião: não pude evitar; é minha natureza.

Encontro isso na profissão. Tratando algum paciente, por vezes em estado grave, encontramos familiares que nos drenam energia além do que o caso exige. É desconfiança, discordância, sugestões impróprias. Ao trabalhar com transparência e disponibilidade, compartilham-se informação e alternativas. Isso é normal. O que desgasta e dificulta o trabalho é a contestação, a ideia de que o caminho pode estar errado, que deveríamos seguir outro. Já ofereci trocarem de médico, isso é possível. Se não confia no trabalho de um grupo, troca de grupo. E se trocam, repetem a mesma conduta. Desconfiar e contestar é a sua natureza. Trabalhar com essa atitude desgasta, deforma a objetividade do profissional. Quando a resposta é sensível, tudo transcorre melhor, concentra-se no foco do nosso trabalho, o paciente. Agora, com o covid-19, o BRASIL É O DOENTE. Sabe-se que a doença tem curso grave e longo. A equipe que coordenava o Ministério da Saúde é como a equipe que trata o paciente. Usava a tecnologia disponível para atingir o melhor resultado. O Presidente é como o familiar, ama o País, que está doente, quer vê-lo curado com o menor sofrimento e perdas possíveis. Se depositasse confiança e somasse com a equipe encarregada do tratamento, usariam toda capacidade na luta contra a doença. Mas ele não se contém, contesta os profissionais e acaba sabotando a cura. Não é pouco. Ser contestado pelo chefe da família exaure energias que poderiam ser melhor utilizadas. Quando se é assim, se é assim para tudo e todos.

Como se fala *noblesse oblige* pela nobreza de quem age, ocorreu-me uma contrapartida para isso, *grossesse oblige*. Não sei se já existe. É quando a natureza grosseira (grossura mesmo) faz a pessoa agir do seu jeito, ainda que sapo e escorpião morram.

Publicado em 08/05/2020 em *Zero Hora*.

QUANDO OS MÉDICOS SÃO OS PACIENTES

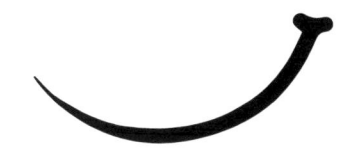

Com esse título, o *New York Times* publicou no dia 3 de setembro um texto de opinião do médico Eric D. Manheiner, diretor do Belevue Hospital Center, de Nova York. O tema não é inédito. Mas a descrição simples e pungente de sua experiência como paciente de câncer de garganta é digna de ser contada. Entregou-se ao tratamento confiante nos médicos. Conta o sofrimento da rádio e quimioterapia e da cirurgia que sofreu para remoção de nódulos linfáticos, do desconforto e do mal-estar que causavam, da náusea contínua, da perda de peso, da redução de força física e mental. Lembrava-se dos relatos de seus inúmeros pacientes quando ele mesmo, como médico de avental branco e estetoscópio ao pescoço, ouvia junto aos leitos essas mesmas agruras. Ele já não era um médico. Tornara-se, definitivamente, um paciente.

Para seus médicos, havia números em consideração: 75% de chance de cura, 25% de chance de fracasso, o estadiamento da doença, o número de doses de radio e quimioterapia. Para Eric, os números eram outros. As seis refeições diárias que eram colocadas por tubo plástico em seu estômago, os passos que conseguia dar sem apoio, as horas que tinha que esperar para poder triturar o comprimido que o colocaria em sono inconsciente. Numa internação mais dramática, ele resolveu desistir. Lembra-se de, deitado em seu leito, informar médicos e familiares de sua decisão e do desconforto e da desesperança por não poderem fazê-lo mudar de opinião. Mas sua esposa, Diana, disse-lhe com suavidade e firmeza: "Tu vais terminar o tratamento". Ele não teve forças para resistir.

Precisava disso. Nesse dia, ela mesma o conduziu à sessão de radioterapia.

Hoje, faz 3 anos do início dos sintomas. E ele está de volta ao trabalho. Ser médico não nos faz ser bons pacientes. Mas ser pacientes nos torna melhores médicos.

Publicado em 10/09/2011, em *Zero Hora*.

PARTE VII

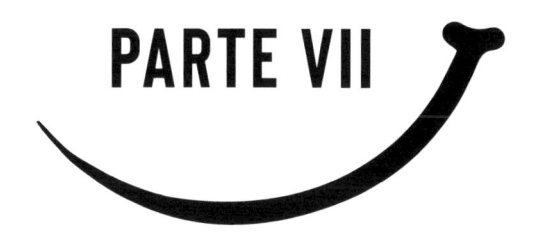

OBRIGADO, DIGO EU

Outro dia saí da sala de consultas enquanto alguém se preparava para ser examinado. Na sala de espera, um antigo colega de ginásio do Colégio Júlio de Castilhos esperava sua vez. Trocamos um abraço, felizes com o reencontro. Nesse momento, chegou uma senhora, que me entregou um presente alusivo a Rosh Hashaná (Ano-Novo judaico). Disse que o trazia em agradecimento por atendimentos prestados. Apertamos as mãos, disse-lhe que eu é que tinha que agradecer. Ela se foi, e meu colega de Julinho (que trabalha e tem formação em exatas) comentou: "Que bonito isso que acontece na profissão de vocês; as pessoas ficam gratas e vêm dizer isso".

Aí fiz uma confidência. Cada vez mais, quando as pessoas me agradecem, eu sinto e digo que eu é que sou grato, "sou grato a esta senhora que tu viste agora, sou grato a ti e a todos os meus clientes". Por quê? Porque as pessoas que se valem do meu trabalho confiam em mim, desnudam seus corpos e mentes para que eu as entenda e ajude. E eu aprendo com cada um em suas circunstâncias. E quando elas me agradecem, exacerba-se em mim o sentimento de gratidão.

A profissão médica me proporciona interações diárias com pessoas. Cada uma é única, e a riqueza dessa convivência é indescritível. Quando a conversa terminou, vi que meu amigo ficara tocado. O médico Danilo Perestrello escreveu em seu livro *A Medicina da Pessoa* (1974): "É uma ilusão crer que exista o especialista impessoal. O clínico poderá querer sê-lo, mas não o é. (...) A verdade é que todo encontro médico-paciente é significativo. Se esse encontro é desarmonioso, não pode trazer benefício."

Meu irmão Nelson é médico em Chicago e trabalha muito. Quando lhe perguntaram se pensa em parar (logo completará 70 anos), respondeu: "Parar por que, se eu adoro o que faço, pessoas ficam gratas por isso, e ainda sou pago".

Este sentimento de gratidão é mais forte em outubro. Dia 18 é Dia do Médico e as homenagens e manifestações acentuam a gratidão às pessoas e à profissão que proporciona isso tudo.

Obrigado, digo eu!

Publicado em 08/10/2011 em *Zero Hora* – Caderno Vida.